Orthomolecular Diet

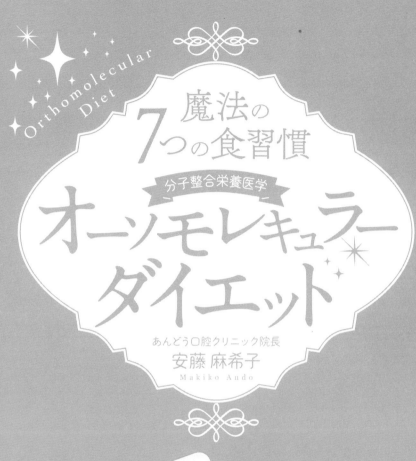

魔法の7つの食習慣

分子整合栄養医学

オーソモレキュラーダイエット

あんどう口腔クリニック院長
安藤 麻希子
Makiko Ando

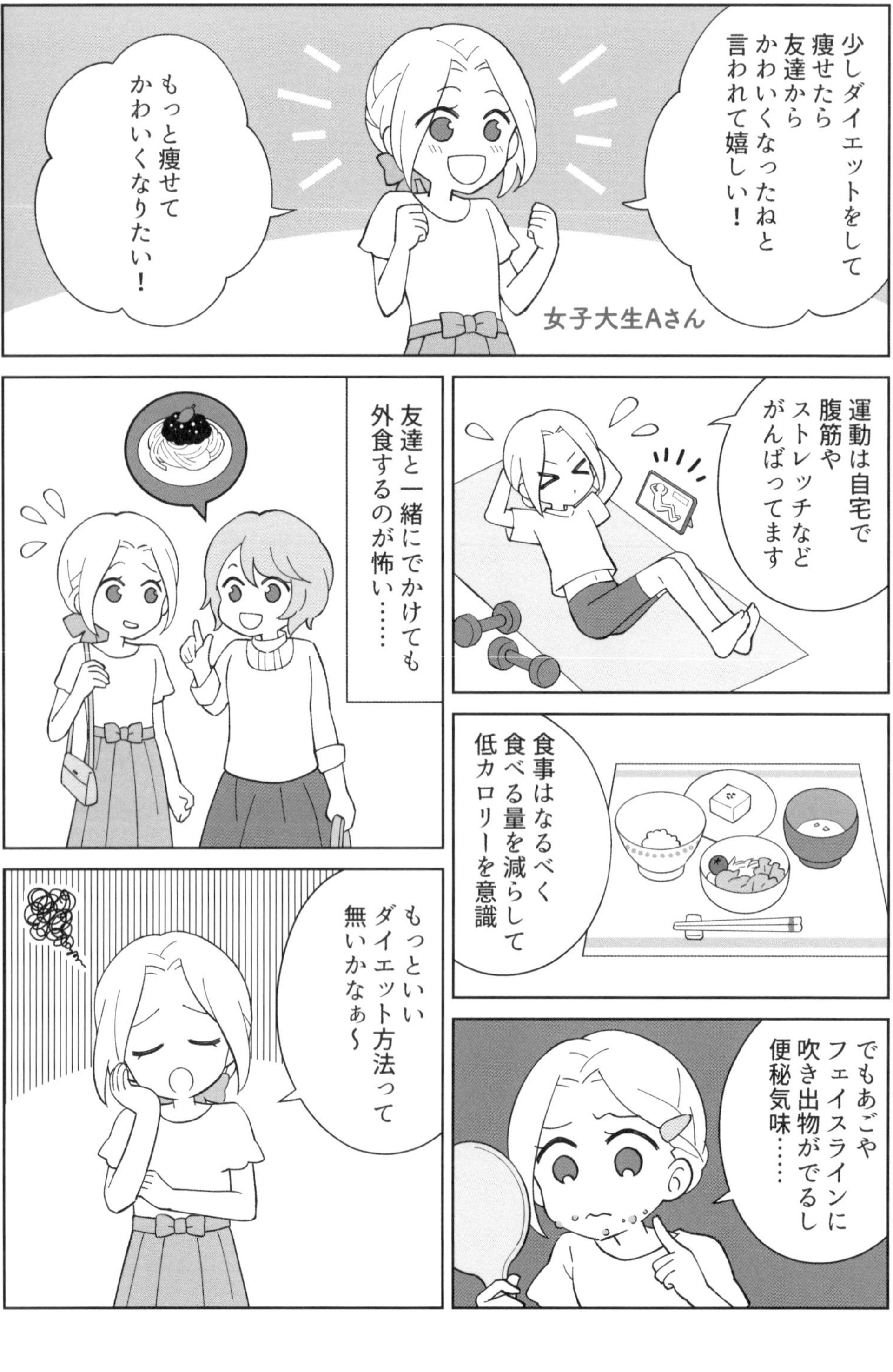
少しダイエットをして痩せたら友達からかわいくなったねと言われて嬉しい！
もっと痩せてかわいくなりたい！
女子大生Aさん
運動は自宅で腹筋やストレッチなどがんばってます
友達と一緒にでかけても外食するのが怖い……
食事はなるべく食べる量を減らして低カロリーを意識
でもあごやフェイスラインに吹き出物がでるし便秘気味……
もっといいダイエット方法って無いかなぁ～

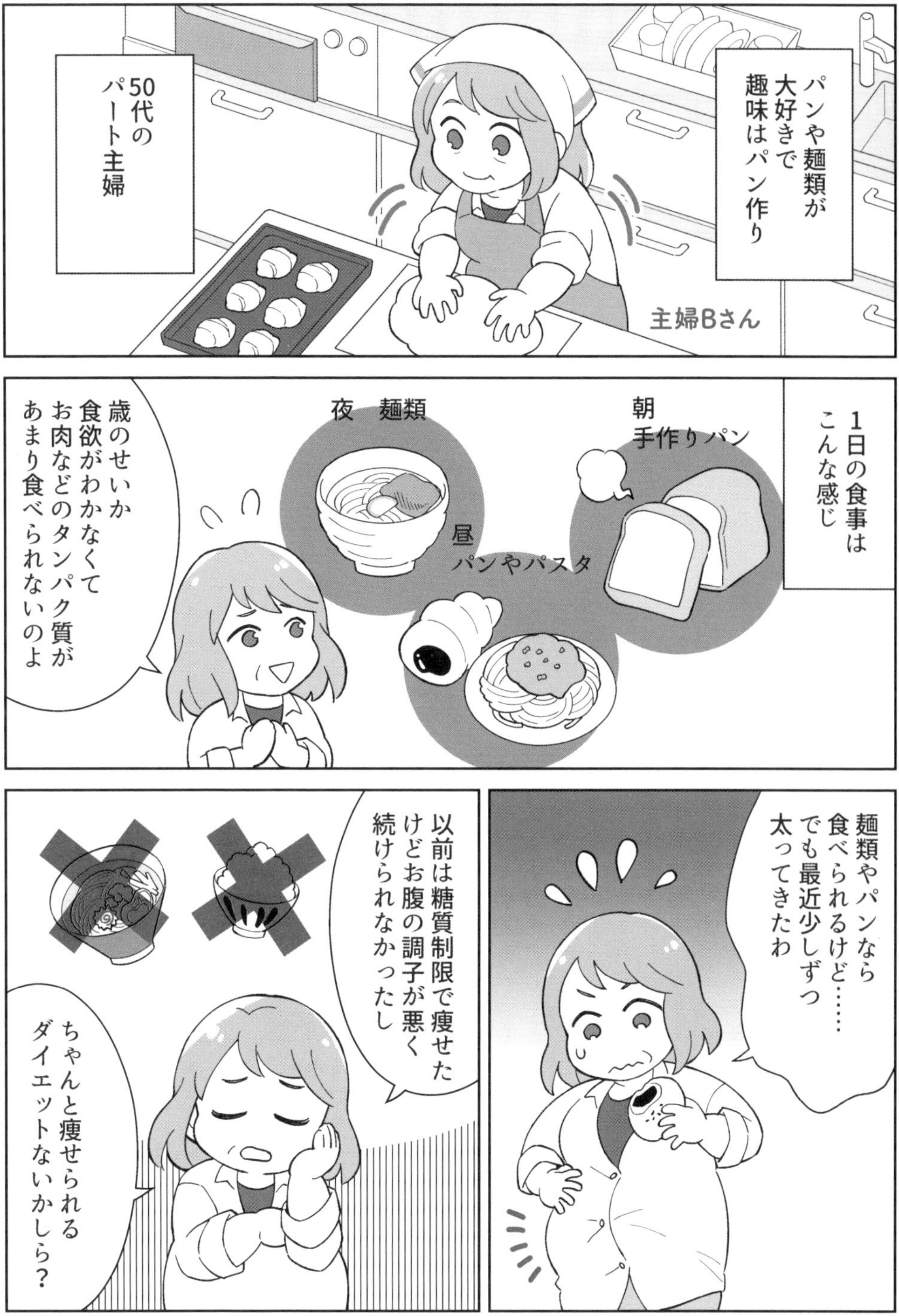
パンや麺類が大好きで趣味はパン作り
50代のパート主婦
主婦Bさん
1日の食事はこんな感じ
朝 手作りパン
昼 パンやパスタ
夜 麺類
歳のせいか食欲がわかなくてお肉などのタンパク質があまり食べられないのよ
麺類やパンなら食べられるけど……でも最近少しずつ太ってきたわ
以前は糖質制限で痩せたけどお腹の調子が悪く続けられなかったし
ちゃんと痩せられるダイエットないかしら？

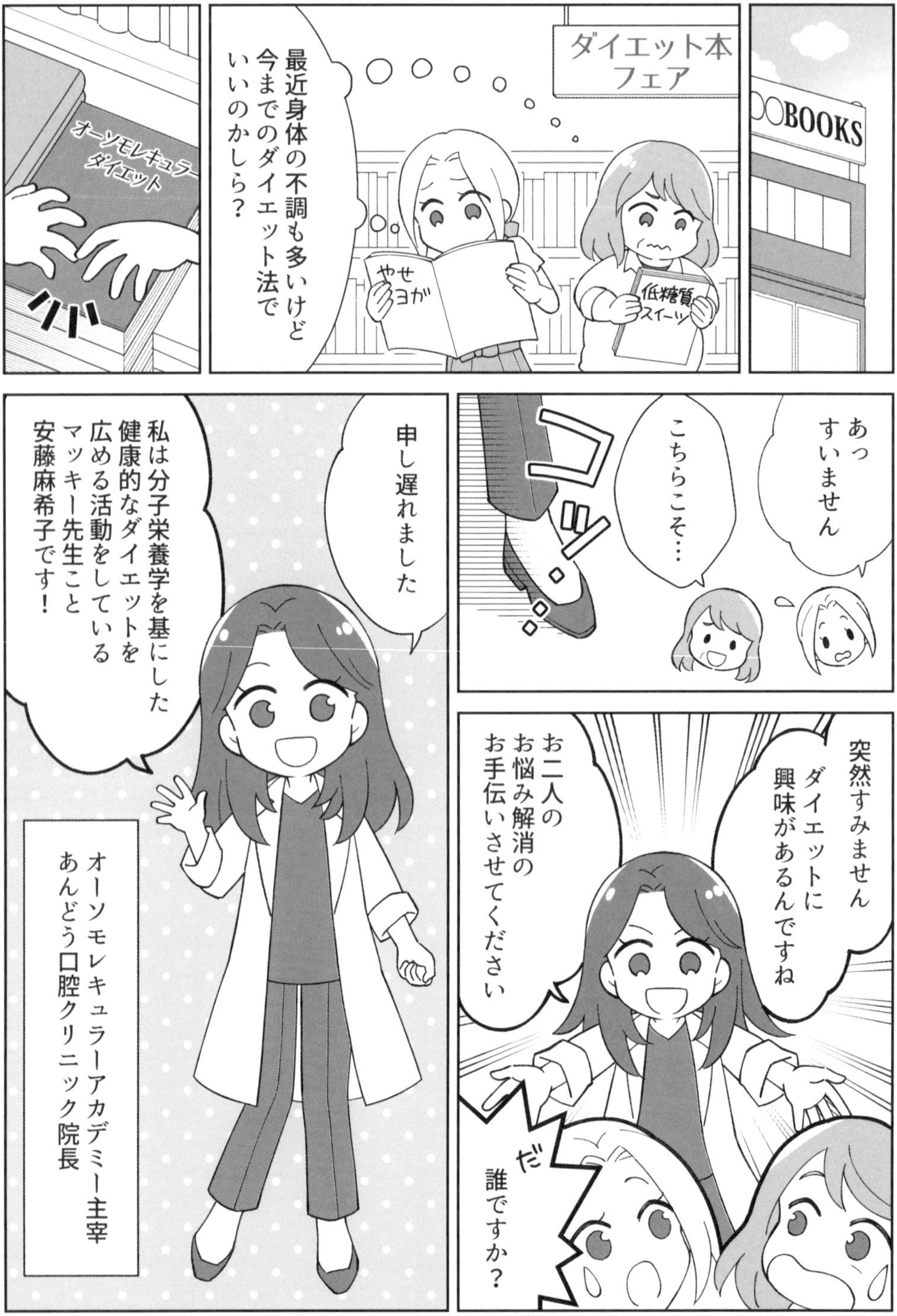
〇〇BOOKS
ダイエット本フェア
最近身体の不調も多いけど今までのダイエット法でいいのかしら？
やせヨガ
低糖質スイーツ
オーソモレキュラーダイエット
あっ すいません
こちらこそ…
コツ
突然すみません ダイエットに興味があるんですね
お二人のお悩み解消のお手伝いさせてください
だ 誰ですか？
申し遅れました
私は分子栄養学を基にした健康的なダイエットを広めるマッキー先生こと安藤麻希子です！
オーソモレキュラーアカデミー主宰
あんどう口腔クリニック院長

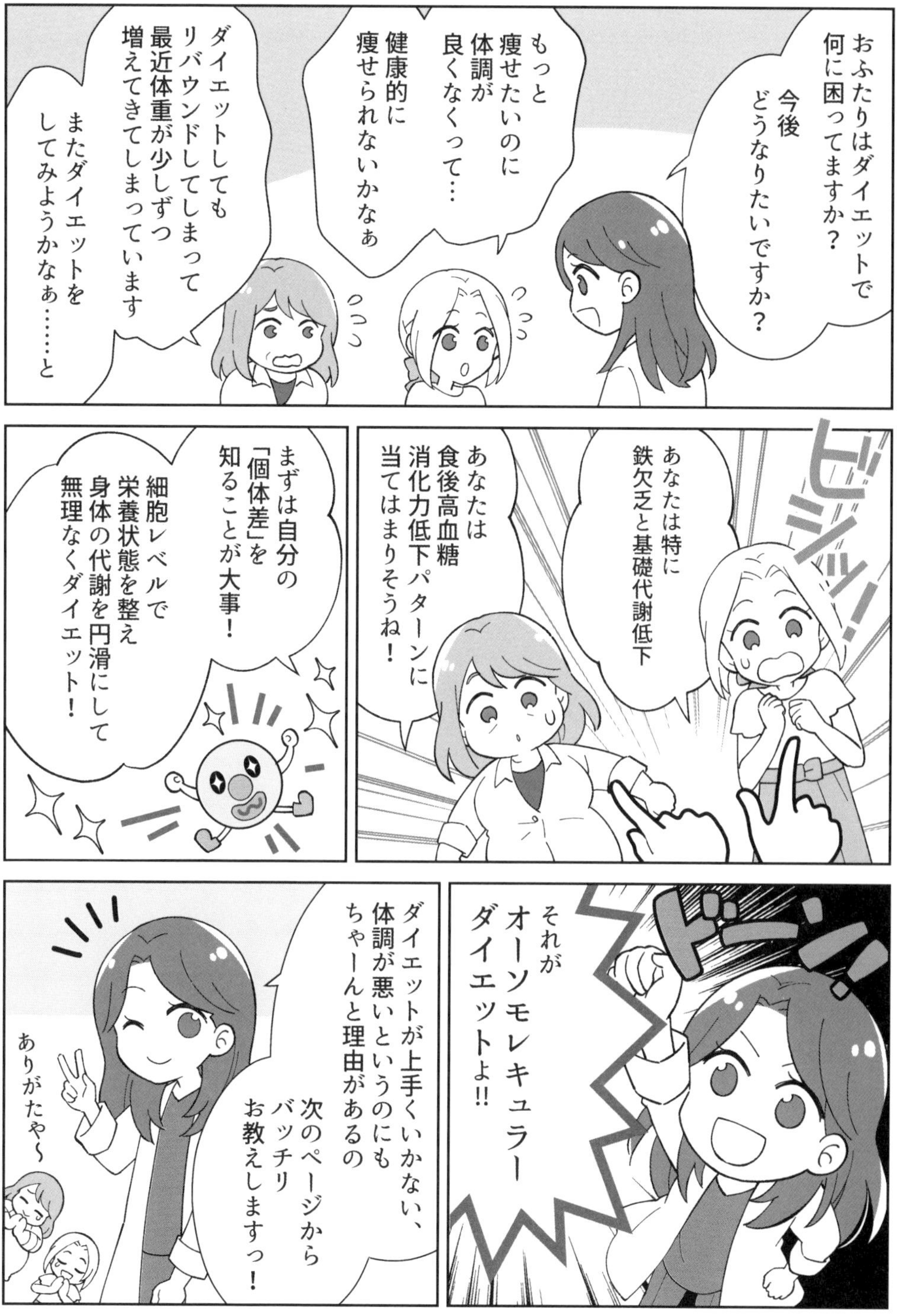
おふたりはダイエットで何に困ってますか？
今後どうなりたいですか？
もっと痩せたいのに体調が良くなくって…
健康的に痩せられないかなぁ
ダイエットしてもリバウンドしてしまって最近体重が少しずつ増えてきてしまっています
またダイエットをしてみようかなぁ……と
ビシッ！
あなたは特に鉄欠乏と基礎代謝低下
あなたは食後高血糖消化力低下パターンに当てはまりそうね！
まずは自分の「個体差」を知ることが大事！
細胞レベルで栄養状態を整え身体の代謝を円滑にして無理なくダイエット！
ドーン!
それがオーソモレキュラーダイエットよ!!
ダイエットが上手くいかない、体調が悪いというのにもちゃーんと理由があるの
次のページからバッチリお教えしますっ！
ありがたや〜

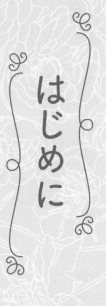

はじめに

皆さん、数あるダイエット本の中から本書を手にとっていただきありがとうございます。

今この本を手に取られているということは――

「痩せない」「体重が増える」「すぐにリバウンドする」「きれいになりたい」「今の自分に自信が持てない」「若い頃の体型に戻りたい」「健康診断で生活習慣病と指摘された」などさまざまな思いがあると思います。ダイエットさえ成功すれば人生が変わる。と思っている方もいるかもしれません。

でも……。ツライ大変なことはしたくない。運動や筋トレも長続きしない。痩せたいけれど甘いものはやめられない。「どうにかして楽に痩せたい！」という心の叫びが聞こえてきます。

私は日々、診察や講演を通してこのような女性の訴えや悩み、不調の数々を聞いてきました。私は歯科医でありながら、現在は自身が開業するクリニックでオーソモレキュラー医学（分子栄養学）を基にした栄養療法を

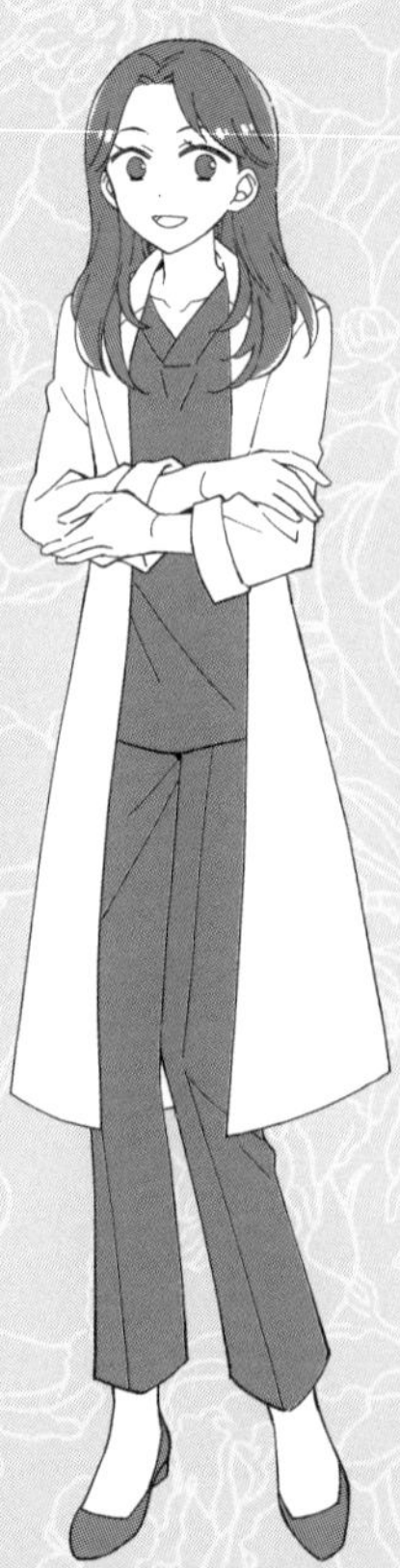

専門として治療を行っております。

またその一方では、一般の方々に分子栄養学を普及するためセミナー活動も行っています。

分子栄養学に基づく栄養療法では、細胞レベルで栄養状態を整え、個体差に合った食事法や栄養素の補給を提案します。病気の改善や予防だけではなく、栄養状態を整え自分に合った食習慣を身につけることで、皆さん無理なく自然に減量し、ダイエットが成功していく姿を見てきました。

実は私も自身が提案するオーソモレキュラーダイエットを実践し、自然と減量し健康的なダイエットに成功した一人です。オーソモレキュラーダイエットにより年齢と共に徐々に増えていった体重が、4か月間で4キロ減量。過去にリバウンドを繰り返していた夫も、4か月間で6キロの減量に成功し、体重をキープしています。

世の中に情報が溢れる現代、自分に合った最適なダイエット法を選ぶことは至難の業です。16時間ダイエットやファスティング（断食）、糖質制限などその時代にあわせてさまざまなダイエット法が取りざたされてきました。「短期間での大幅な減量」や「運動が必要ない」という、うたい文句はだれにとっても魅力的に映ります。

しかし、実際の臨床の現場では、成長期の中高生から中高年の世代の方まで、過去に自分に合わない無理なダイエットを繰り返し行ってきたことが引き金となって、飽食と言われる現代にありながら、非常に栄養状態が悪く、栄養不足によってさまざまな不調を起こしているという現状があります。

まさか誰もが栄養が足りないことが原因だとはつゆ知らずに不調に苦しんでいるのです。そして不調を訴える多くの女性の背景には決まって、「個体差」という重要な視点が抜け落ちてしまっています。

世の中に提案されている食事法やダイエット法は「だれが」実践できるのか。「だれに対して」メリットが大きいのか。「どんな人は」やらない方がいいのか。が明確ではありません。そのため自分に合わないものを選択してしまっているのです。特に男性と女性、成長期と成人、欧米人と日本人、肥満か標準体重。もっといえば、本書で紹介している「消化力は？」「貧血がある？ない？」「ストレスが多い？少ない？」など。それぞれが置かれている状況は違うのです。

・やめたいけれどもやめられなかった過食や糖質依存
・運動したくてもできなかったメンタル状態
・高タンパク食や高脂肪食による胃腸の不調
・ダイエットをやめるとすぐに戻るリバウンド

など全てに理由があります。今までダイエットに成功しなかった理由は、根性や気合いが足りないわけでも、怠けていたわけでもありません。自分の身体の状態を知ることで、無意識に行動していた理由や体調不良になった原因。そしてダイエットが成功しなかった謎がとけます。

本書でお伝えしたいことは、「自分の個体差をよく理解する」そしてそのうえで「適切な食事法、ダイエット法を選択する」ことです。「自分を知ること」が第一歩。それを習得できればこれから先どんな情報にも惑わされることなく、最適なものを選択することができます。

本書では今まであまり語られてこなかった「個体差の重要性」と、栄養状態を整え細胞から元気になる、あなたに合った対策法をご提案します。ダイエットに成功するだけではなく、自然に肌がきれいになり、良質な睡眠がとれるようになり、そして心の状態も晴れやかにポジティブに変化していきます。これこそが本書のタイトルの通り「魔法の食習慣」なのです。

ダイエットに取り組んだ結果、便秘になってしまった。疲れやすく顔色が悪い。

ネガティブになりおまけに最終的にはリバウンドしてしまうようでは意味がありません。

「**心身共に健康的にダイエットを成功させることが本書のゴールです。**」

若い世代の方から中高年の方の健康のお役に立てればと思います。

本書はなかなかダイエットが成功しない女性の方へ向けての本になります。

あんどう口腔クリニック院長
安藤 麻希子

Contents

第3章 痩せる魔法の7つの食習慣 105

1章

そのダイエット見直しませんか？

01

体重だけにとらわれないで

太ってるってどういうこと？

男性では中高年の肥満者の割合が増えていますが、一方20代女性では逆に「痩せ」の割合が20．7％と5人に1人は痩せであり、妊娠適齢期女性の痩せの問題は非常に深刻です。先進国の中でも特に日本は2500g以下の低出生体重児が増加しており、背景には女性の痩せの問題との関係も考える必要があります。母親の栄養状態は胎児に影響を与えるとされる「メタボリックメモリー」という考え方もあり、子どもの将来の生活習慣病や肥満のリスクを上げてしまう可能性もあります。

体重を気にする女性は非常に多いのですが、体重だけを気にしたエネルギー制限※のダイエットでは脂肪だけではなく、筋肉も減少してしまうことで基礎代謝の低下につながり太りやすい身体になってしまいます（31ページ）。またBMIは肥満度を表す指標として国際的に用いられている体格指数で肥満や低体重の判定として用いられますが、この指標もあくまでも参考です。体脂肪率が低く筋肉質なタイプで体重が重くなっている方はBMI指数が高く出る傾向がありますが、実際には体型は引き締まっていて健康的です（左図）。体脂肪率は身体に占める脂肪の比率ですが体内の水分の量や分布に影響を受けやすいのが難点です。体脂肪率は毎回同じ時刻に同じ条件で測定し、長期的な傾向の把握のためや体重だけに固執しないようにうまく利用しましょう。

肝臓や骨格筋はグルコース（ブドウ糖）をグリコーゲンと呼ばれる形でエネルギーを貯蔵しています。グリコーゲンが1g貯蔵されると、2．2～3g程度の水分が貯蔵されていると推測されます。そのためエネルギー制限をしてグリコーゲンが枯渇・減少するようなダイエット法では水分の減少も体重に影響を与えています。

※エネルギー制限
エネルギーの単位が、「カロリー（cal）」です。本書では従来「カロリー」と使用されてきた言葉をエネルギーとして言い換えて表記しています。

若い世代は「痩せ」が多いことも問題

やせの者（BMI＜18.5kg/m2）の割合の年次推移（20歳以上）（平成21～令和元年）

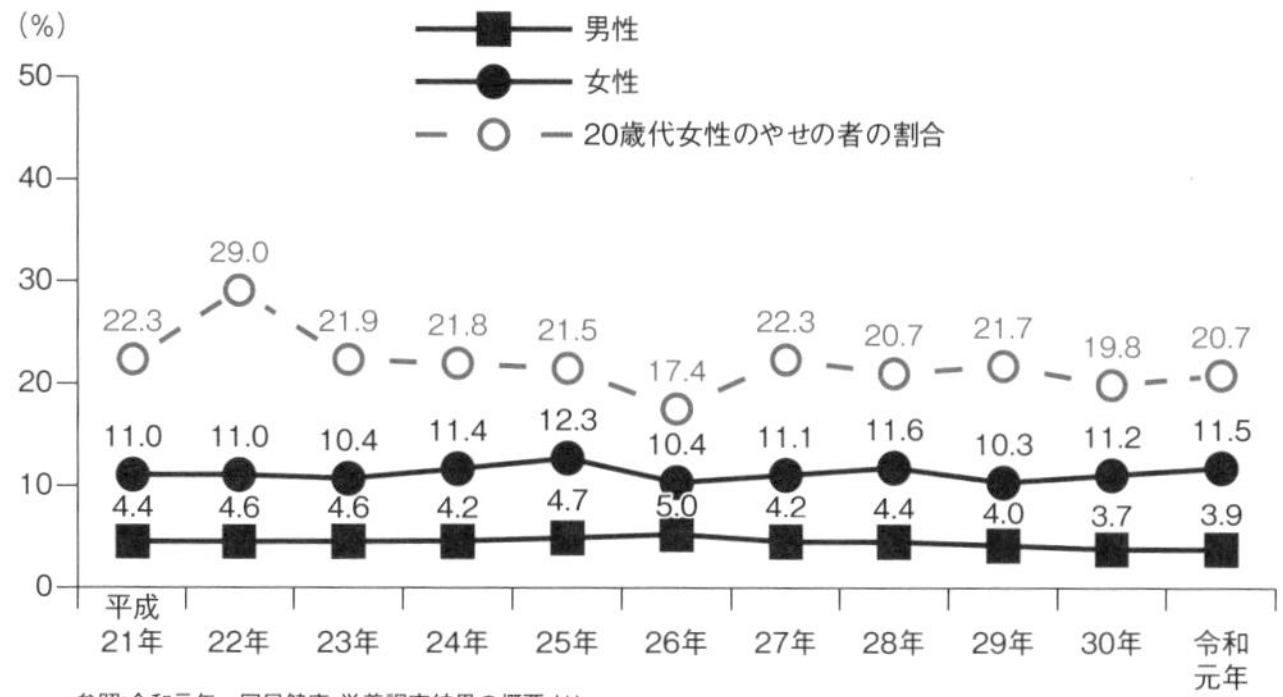

参照:令和元年　国民健康・栄養調査結果の概要より

BMIはあくまでも参考値です

BMI＝体重(kg)÷(身長(m)×身長(m))

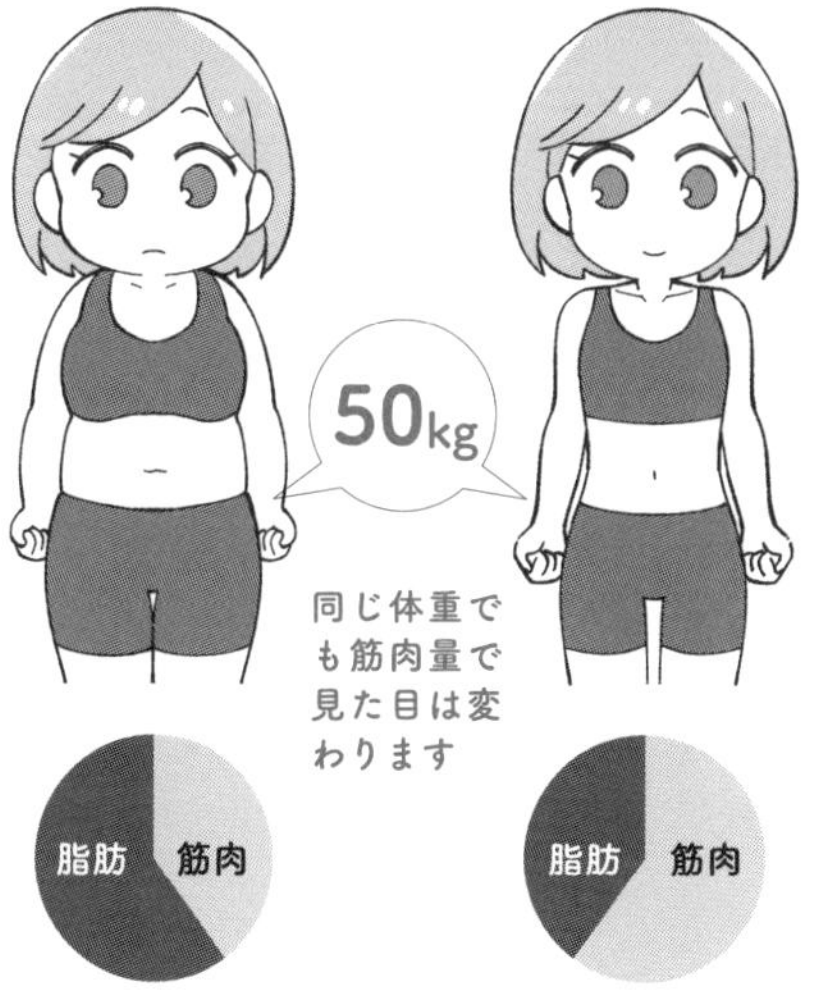

同じ重さあたりなら筋肉は体積が小さく、脂肪は体積が大きくなります。見た目を変えたいのならしっかり食事をとって運動や筋トレをしましょう。
ダイエットをして体重が減ったと喜んでいても実は筋肉が減っている可能性も。
体脂肪率や筋肉量が測れる体組成計があると体重で一喜一憂することもなくなります。

02

過剰なダイエット行動

若い女性の間違ったボディーイメージ

若い女性に多い痩せ願望からの過剰なダイエット行動の背景には、ボディーイメージのずれが研究結果で示唆されています。

ある女子大学生の普通体重者では、70％以上が実際の体重よりも、自分の体型が「太っている」と認識しており、普通体重者の92％、低体重者でも50％近くが「今より痩せたい」と考えていました。低体重者は体脂肪と骨量が低く、妊娠への影響や骨粗鬆症リスクを高めることも心配です。

他の女子大生対象の研究では、ダイエットの成功率は、減量した体重を維持している人が31％いる一方で、元の体重に戻りつつある人が14％でした。そして、元の体重に戻った人が27％、元の体重より増加した人が16％、両者を合わせるといわゆるリバウンドを起こした人は43％でした。後述しますが誤ったダイエットをすればするほど、痩せられない負のスパイラルにはまりこんでしまいます。女性に多い不調に便秘がありますが、今回の調査対象となった女子大生の54％が便秘を訴えていました。便秘がある女性は、さまざまな不調の訴えがあり「寝つきが悪い」「頭が重い」「ぼんやりする」「人の好き嫌いが激しい」「手足が冷える」などの訴えと便秘は相関していました。また、朝食を欠食する人が多く、運動習慣のある人も少ないといった結果も出ています。自分にとって適切な食事法を選択できるようになり、正しいボディーイメージや自己肯定感を高め自分に自信を持つようになることも非常に大切なことです。本書で紹介する分子栄養学を基にしたダイエットは、食欲や嗜好性を無理なくコントロールしリバウンドすることなく、メンタル状態をポジティブにし、自己肯定感を高め、便秘をはじめとした不調を解消できるダイエット法となります。

太っていないのに太っていると思いこむ

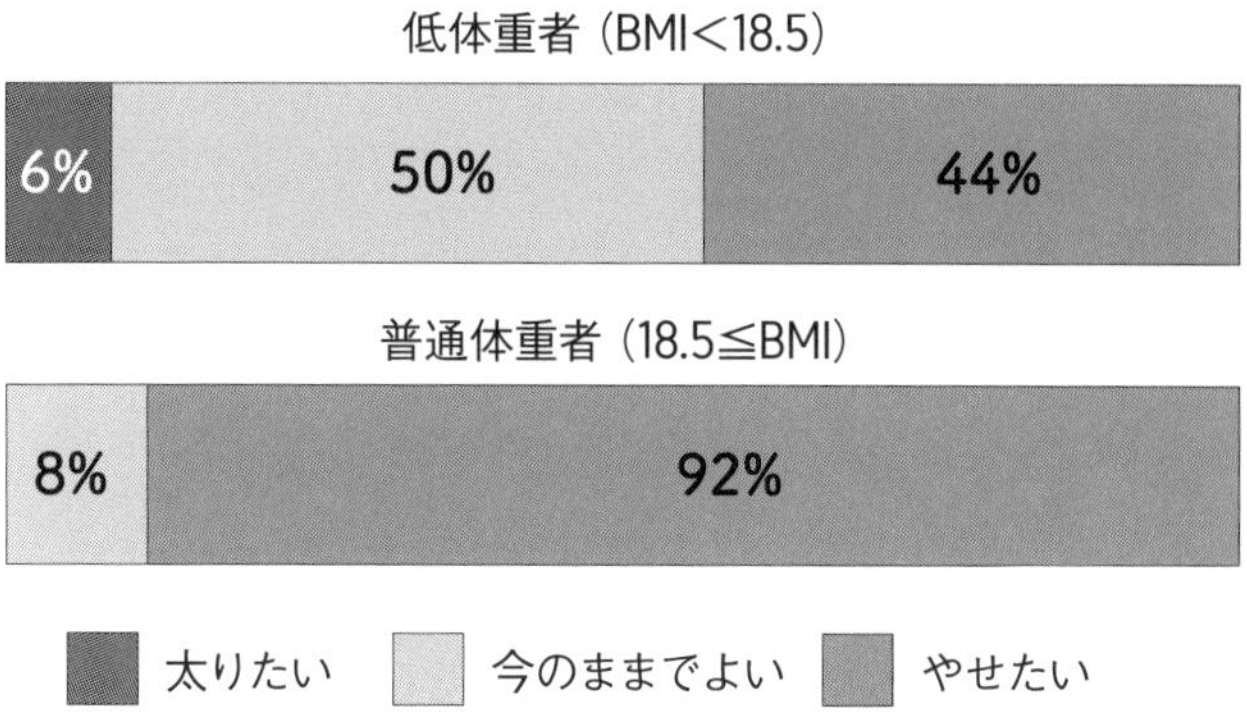

「今の体型からどうなりたいか」についての回答

参照：名古屋学芸大学健康・栄養研究所年報　女子大学生のやせ願望と栄養摂取状況の検討

「今の体型からどうなりたいか」についての回答で、低体重者では、「太りたい」はわずか6%であり、「今のままでよい」が50%、低体重であるのにもかかわらず「やせたい」が44%でした。一方、普通体重者では「太りたい」と望んでいる者は0%であり、92%が「やせたい」と回答しています。

リバウンドにご用心！

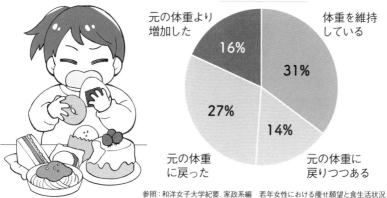

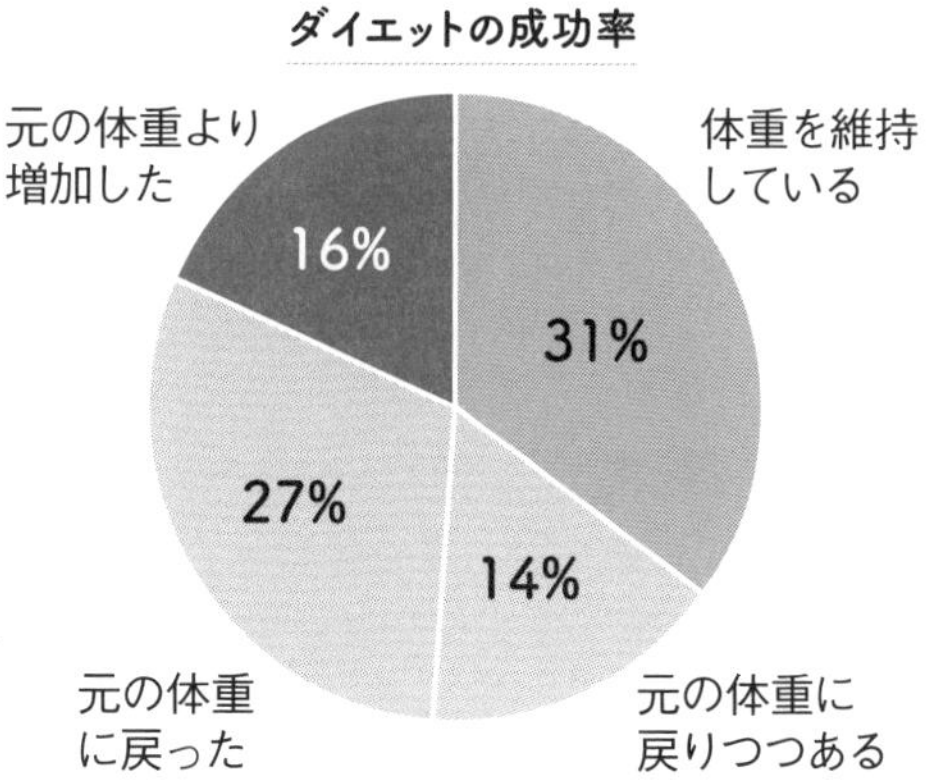

参照：和洋女子大学紀要. 家政系編　若年女性における痩せ願望と食生活状況

03

痩せた若い女性にもおこる食後高血糖

日本人若年女性に多い耐糖能異常とは

痩せていれば健康というイメージがあるかもしれませんが、実際にはそうではありません。日本人の痩せた若年女性に隠れた耐糖能異常が起きている人がいます。

耐糖能異常とは糖尿病と診断されるほどの高血糖ではないものの、血糖値が正常より高い状態のことです。食後の高血糖が目立ち、空腹時は全く正常なこともあります。そのため病院で指摘されることも少なく、本人も気がついていないことがあります。しかし、このレベルの血糖値でも血管へのダメージはあり、動脈硬化などの進行にもつながります。

従来の考えとして食後高血糖となる耐糖能異常は、肥満（特に内臓脂肪型）が原因で生じ、糖尿病や心血管障害のリスクとなることが知られています。順天堂大学の研究では、なんと見た目が痩せていても、肥満者と同様の体質になっているケースがあることがわかりました。

日本人の痩せた若年女性の多くは、体重が低く、食事量が少なく、運動量も少ないという「エネルギー低回転タイプ」とされ、筋肉量も減少していました。標準体重女性に比べ痩せ型の女性は耐糖能異常の割合が約7倍高く、その率は米国の肥満者の割合よりも高率なのです。またこの痩せ型の女性は血糖値を下げる働きがあるインスリンの分泌が低下しているだけではなく、インスリンの効きが低下しているインスリン抵抗性もあることがわかっています。

対策としては十分な食事・栄養と運動により、筋肉量を増やすような食生活・生活習慣の改善がとても重要です。日本人は痩せ型の糖尿病の方も多く、見た目だけでは健康状態はわからないのです。将来の病気の予防のためにも是非この事実を若年女性には知ってほしいのです。

痩せた若い女性の耐糖能異常「エネルギー低回転タイプ」

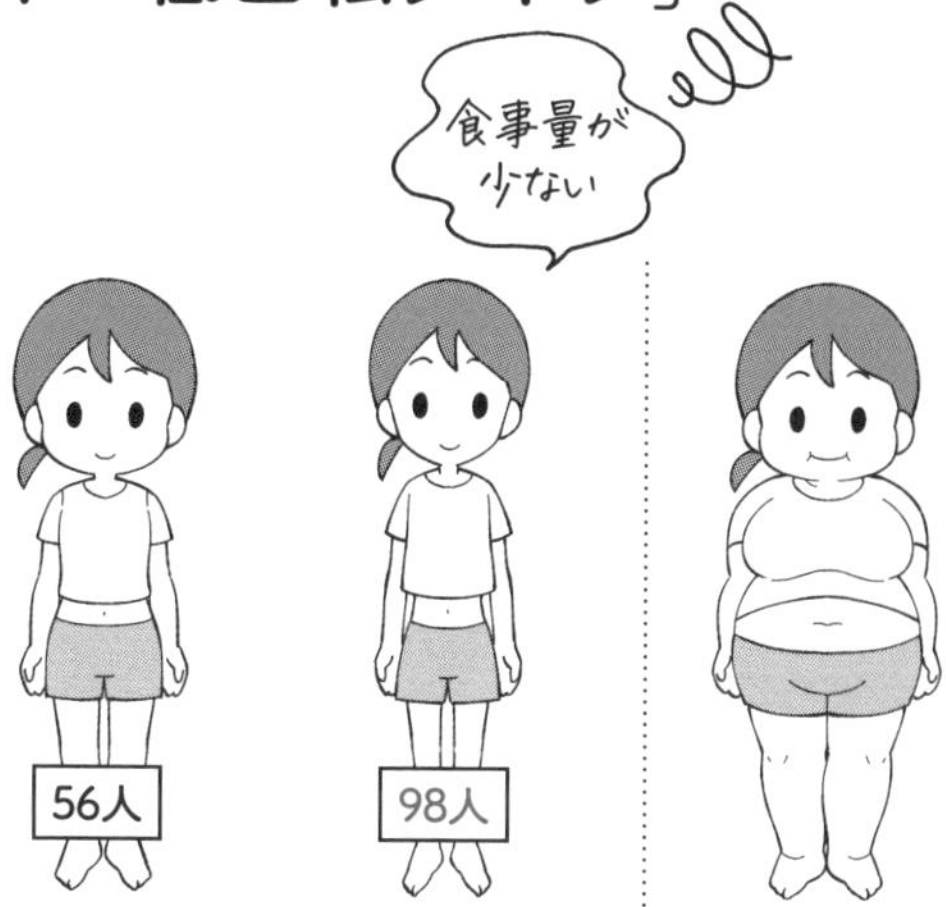

経口ブドウ糖負荷試験

75g 経口糖負荷試験を行い、耐糖能異常（糖負荷2時間後140mg/dl以上）の割合を調査。

	標準体重の若年女性	痩せた若年女性	参考：米国の肥満者
年齢	22.6歳	23.6歳	19-34歳
BMI	20.3kg/㎡	17.4kg/㎡	30kg/㎡ 以上
耐糖能異常の割合	1.8%	13.3% 約7倍!	10.6%

Prevalence and features of impaired glucose tolerance in young underweight Japanese women
The Journal of Clinical Endocrinology & Metabolism, Volume 106, Issue 5, May 2021, Pages e2053-e2062
出典：順天堂大学大学院医学研究科　代謝内分泌内科学,2021年

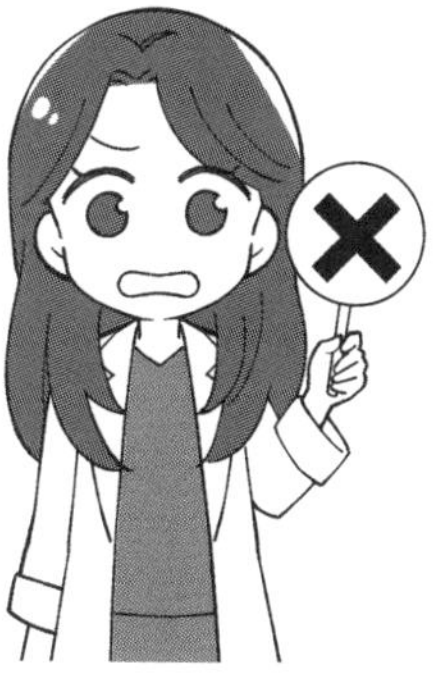

痩せている人は標準体重者に比べて

- 体重が低く（7.2kg）、主に筋肉量が少ない（4.6kg）
- 身体活動量が23%少ない
- エネルギー摂取量が低い（-256kcal）

→「エネルギー低回転タイプ」

04

分子整合栄養医学のその前に

そもそも現代人は栄養不足？

現代の日本は飽食の時代と言われ、ひと昔前の日本とは違い、栄養不足とは無縁と思っている方も多いかもしれません。便利なコンビニ、ファーストフード店も増え、また家で手作りをしなくても簡単に食べられる冷凍食品やレトルト食品、カット済みの野菜や水煮食品などがスーパーに溢れています。日々忙しい主婦の方、仕事をされている方、一人暮らしの方などにはとても便利で生活の助けになっています。一方でそれらの食品には本来食材に含まれていたはずのビタミンやミネラルが加工の過程で減少しています。食事の大部分がそういった食品であれば、エネルギーや糖質、脂質はとれても、実はタンパク質やビタミン・ミネラルは不足している、ということがとても多いのです。特にダイエットに関心の高い20代女性は、国が定めた食事摂取基準の推奨量をほとんど下回っています（左図）。

食事は手作りしています。という方であっても例えば、朝はパンにコーヒー、昼はおにぎり、夜はうどん……という糖質過剰に偏っているパターンや、健康意識が高い方に多い動物性食品をとらないプラントベースのマクロビ食パターン、糖質制限ダイエットを行い、肉・卵などをたくさん食べる高タンパク食のパターンでは、たとえ手作りであっても栄養バランスは欠けている食事になっています。実際にはこのような食事をしている人が増えています。

さらに減量の成果が短期間で出やすい極端なエネルギー制限のファスティング（断食）、酵素ドリンクを利用したダイエットは、ここ最近のブームで若者から中高年の方まで幅広く行われています。しかし、このような食事そのものを抜いてしまうことは、ただでさえ現代人が不足している栄養不足に拍車をかけてしまいます。

実は足りていない栄養

20代女性ビタミン・ミネラル充足率

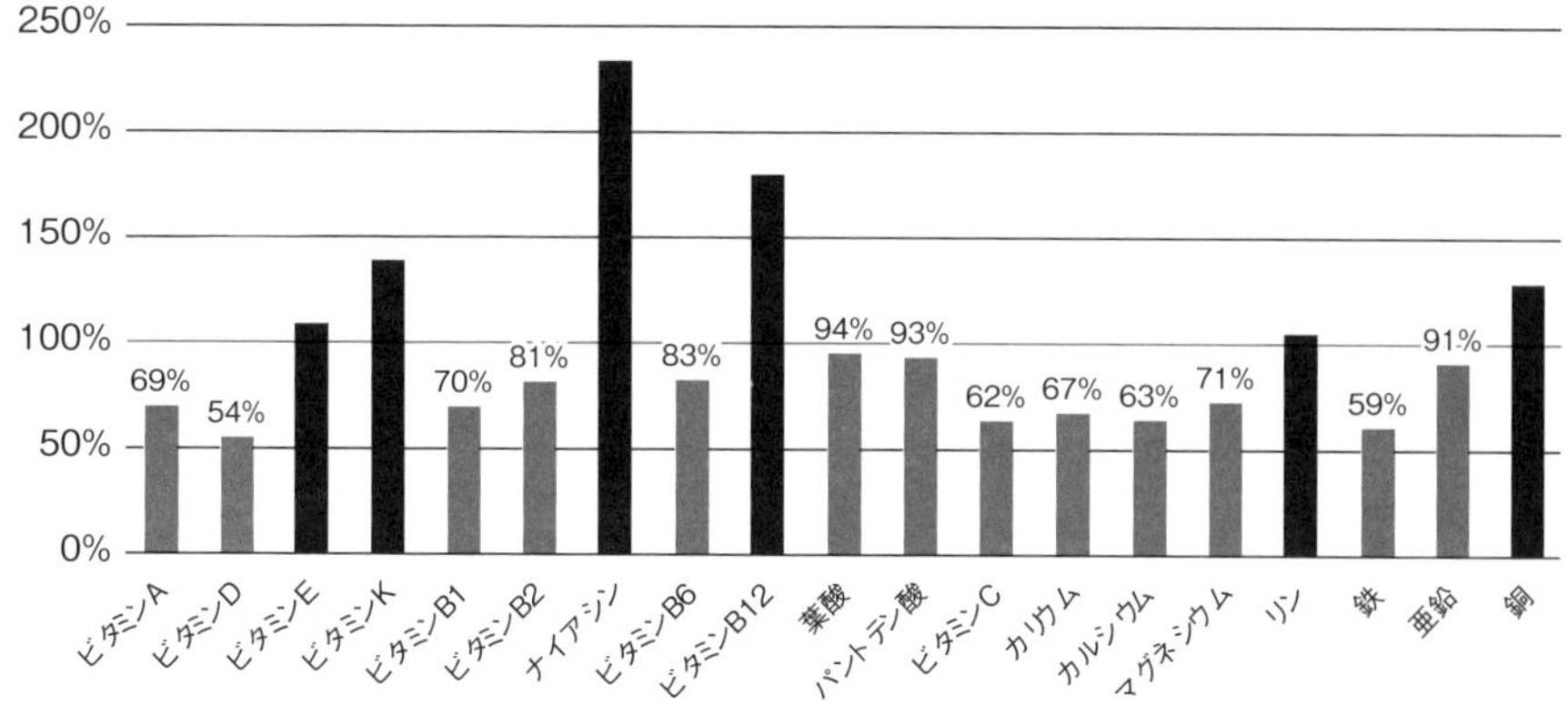

参照
令和元年 国民健康・栄養調査結果の概要
日本人の食事摂取基準（2020年版）厚生労働省

上記は1日に必要とされる各栄養素の食事摂取基準の推奨量と、1日の栄養素摂取量を基に作成したグラフ。妊娠適齢期の世代のビタミン・ミネラルの不足が特に深刻です。タンパク質の摂取量も近年減少傾向にあります。

特に注意するのは
ミネラル群！

20代女性ミネラル充足率		
栄養	推奨量（20代女性）	摂取量（20代女性）
カルシウム	650mg/日	408mg/日
マグネシウム	270mg/日	192mg/日
鉄	10.5mg/日	6.2mg/日
亜鉛	8mg/日	7.3mg/日

参照
令和元年　国民健康・栄養調査結果の概要
日本人の食事摂取基準（２０２０年版）

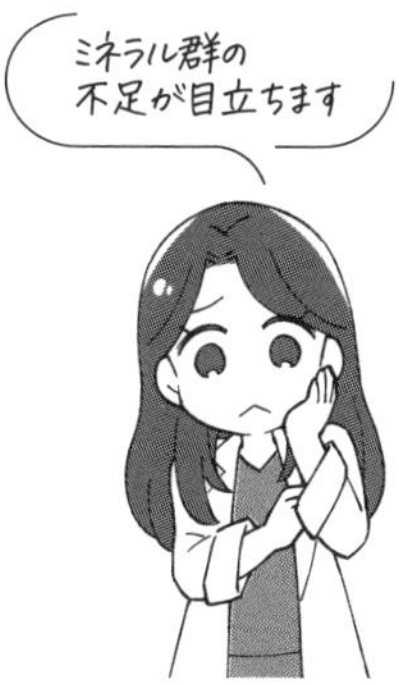

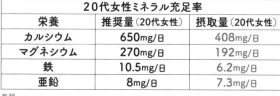

加工食品・偏食・欠食でさらなる栄養不足に。そして、ダイエットの妨げと不調の元に。栄養不足がないか150ページでまずはチェックしてみましょう。ミネラルは毎日コツコツと摂取することが大切です。

05

オーソモレキュラー（分子整合栄養医学）①

オーソモレキュラーって何？

「オーソモレキュラー」という言葉を本書で初めて知ったという方も多いかもしれません。ここでは本書ですすめている健康的なダイエットの考え方の基になっているオーソモレキュラー医学について少しご説明します。

オーソ（ortho）とはギリシャ語で「正しい」、モレキュラー（molecular）とは「分子」という意味をつなぎ合わせた造語です。日本語では「分子整合栄養医学」や「分子栄養学」としても少しずつ認知されるようになってきています。

この医学の概念はノーベル化学賞を受賞したライナス・ポーリング博士が提唱した革命的な医学の考え方です。今までの臓器別医療からの認識を大きく変化させ、人間の身体を約37兆個とも言われる細胞ととらえ、多くの疾患を細胞（分子）レベルの異常と考えました。

細胞の状態を正常に保つために個体差に合った至適量の栄養素を摂取することにより本来人間のもつ自然治癒力を高め、病気の治療だけではなく、未病を防ぎ健康増進に導きます。21ページのグラフのように、従来の栄養学では栄養欠乏症や生活習慣病の予防、健康維持・増進などを目的とし食事摂取基準を提示しています。しかし、後述する「個体差」をプラスすると、摂取するべき栄養素の量にはおのずと違いが生じ、個別に対応する必要があります。

肥満の方も、また偏ったダイエット法を行っている方も、食事の偏りから、身体の代謝にとって必要不可欠な栄養素、特にタンパク質・ビタミン・ミネラルは細胞レベルで不足や欠乏が起きており、実はこれが日々の疲労感、不眠、肌トラブル、アレルギー、やる気などのメンタルの状態まで、さまざまな健康を損なう大きな根源になっています。

オーソモレキュラーは今の時代にこそ知ってほしい医学

オーソ（ortho）＋モレキュラー（molecular）
正しい　分子

生体内に正常にあるべき分子（molecular）を至適濃度に保つ（ortho）という意味。細胞レベルで自分にとって最適な量の栄養素を摂取して病気の改善や未病を防ぎます。充分量の栄養素を補給することで最大限に自然免疫力を高め身体の代謝を円滑にします。

細胞（分子）レベルで人体を考える！

＼細胞の状態から全身の状態を推測！／

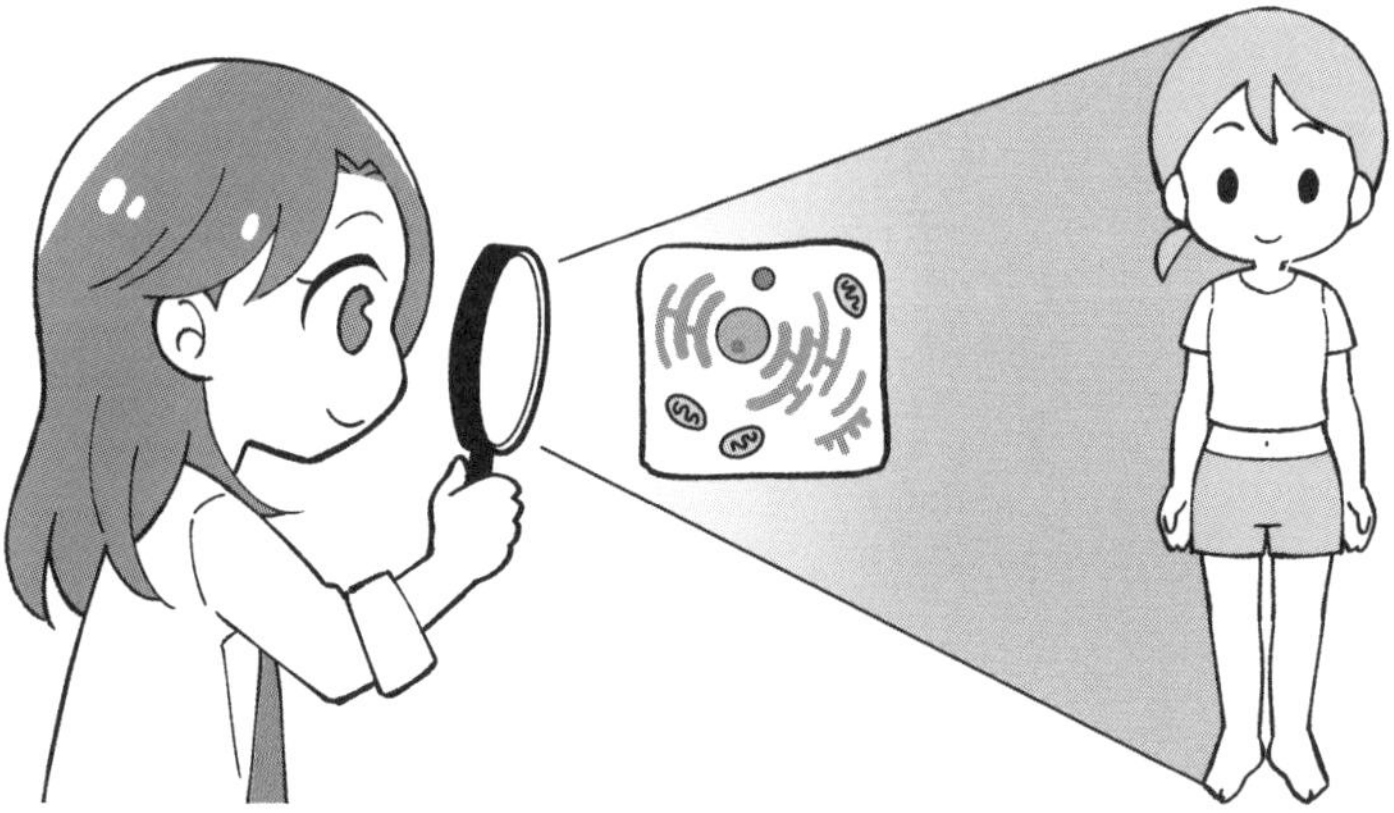

細胞の機能低下は全身の機能低下に。逆に全身の機能低下は細胞の機能低下を現しています。食べないダイエットや偏った食事をすすめるダイエットでは細胞レベルの栄養欠乏につながり全身の不調の原因に繋がります。

06

オーソモレキュラー（分子整合栄養医学）②

「個体差」を考えよう

分子栄養学の特徴のひとつは「個体差」を重視した考え方をもつところです。年齢や性差だけではなく、もっと細かく個々の状況に応じた栄養素を補給することで、病気の改善や日々のパフォーマンスアップが可能になります。栄養必要量は遺伝的要因や環境要因により一人ひとり違います。従来の栄養学から一歩進んで、さらに細かい個体差を考慮する必要があり、例えば「遺伝的要因」「性別」「年齢」「成長期」「妊娠」「授乳中」「ストレス」「病気」「生活環境」「活動量」「食事内容」「消化力」「腸内環境」など、さまざまな状況に応じて栄養必要量にも違いがあります。ストレスが多い状況ではビタミンCの必要量ひとつとってもかなり個体差があり、1日あたり3000〜5000㎎で体調がよくなる人から、もっとそれ以上に必要量が多い方もいます。

このように個体差によって至適量が変わってきます。ダイエットにおいてもこの考え方はとても有用で、栄養不足があるかないかによってもダイエットが上手くいくか、いかないかは左右されます。

例えばミネラルの「鉄」を例にとってみましょう。鉄は身体の中で酸素を運ぶ赤血球の材料になるだけではなく、コラーゲンや神経伝達物質の生成にも必要で、何よりエネルギー産生に欠かせないミネラルです。鉄不足があるとエネルギー不足から糖質依存になりやすくダイエットの妨げになります。

鉄不足の体調への影響は左図も参考にしてください。この点において、成長期の子どもと月経がある女性は成人男性とは大きく異なり、食事法やダイエット法の選択もおのずと違いが出てきます。食べないダイエットはこの鉄をはじめとした栄養不足を助長する大きな要因になり、最終的には体調不良へと繋がっていくことを是非知ってください。

女性が不足しがちな「鉄」の場合

鉄が足りている

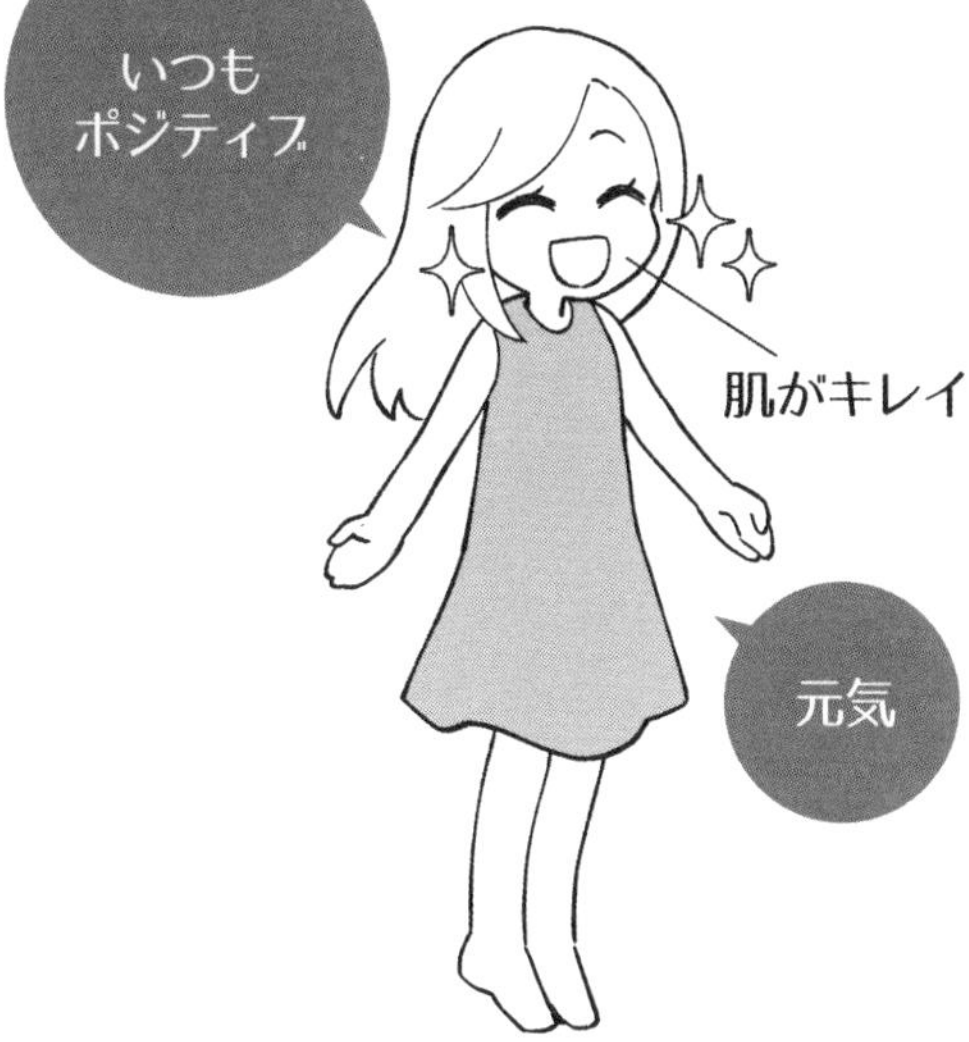
いつも
ポジティブ
肌がキレイ
元気

鉄が足りていると、肌は血色がよく爪も丈夫できれいに。エネルギーを効率良く作れるので糖質への渇望は減少します。疲れ知らずで元気です。鉄があると幸せホルモン「セロトニン」も作られやすく、自分に自信がもていつも前向きな思考に。

鉄が不足している

肌は弱く湿疹や吹き出物ができやすくなる傾向もあります。爪は脆く、髪は抜け毛が多くなります。顔色は血色が悪く土色になる傾向も。疲れやすく甘いものを無性に食べたい衝動に。自己肯定感が低く、落ち込みやすくイライラ。泣くことが多い人は鉄欠乏を疑ってみましょう。

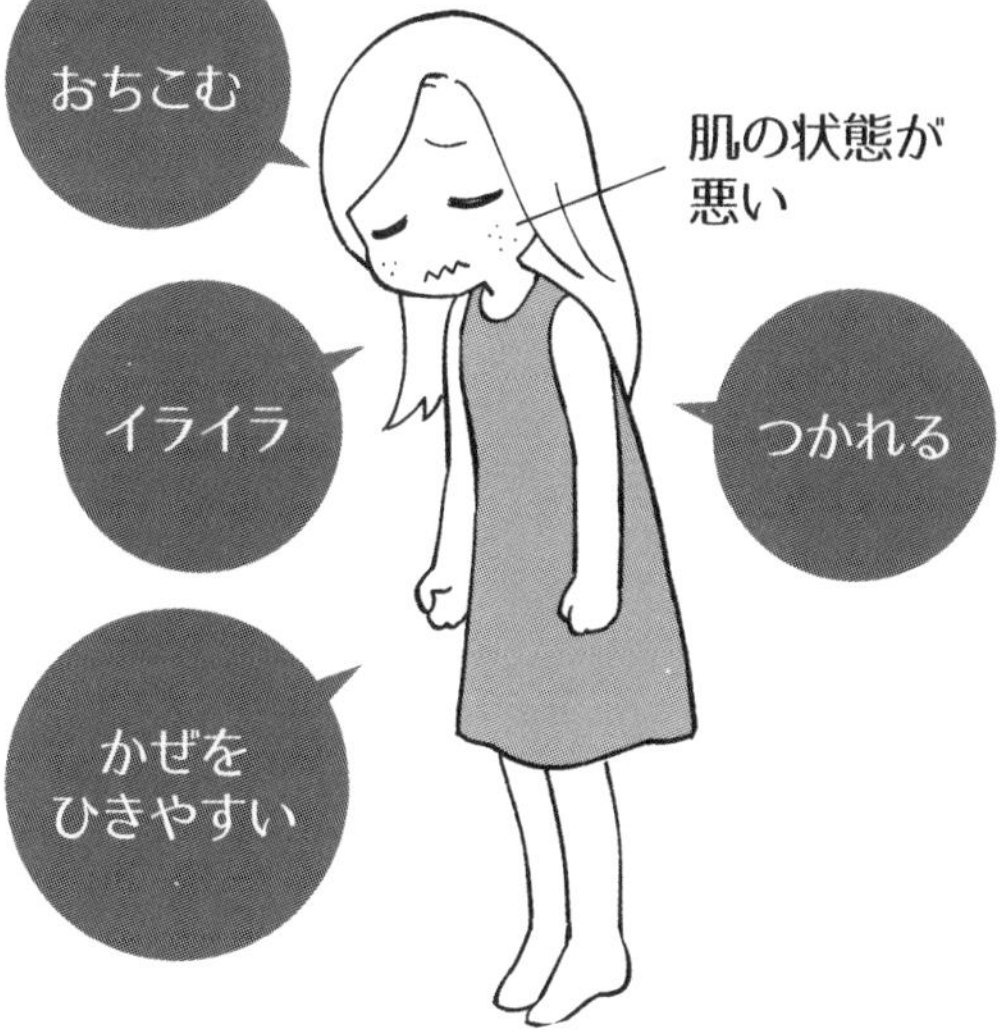
おちこむ
肌の状態が
悪い
イライラ
つかれる
かぜを
ひきやすい

07

細胞から元気になるオーソモレキュラー

ダイエットに応用しよう

細胞の栄養状態を整えることにより、効率良くエネルギーを産生できるようになります。そのため疲労感が徐々になくなり元気になっていきます。細胞のエネルギー工場と呼ばれる細胞内小器官のミトコンドリアには、エネルギーの材料となる三大栄養素（糖質・脂質・タンパク質）と酸素。特に鉄・ビタミンＢ群・マグネシウムなどの栄養素が必要です。

また身体の円滑な代謝や身体を作る材料になるタンパク質は欠かせません。食事内容がタンパク質不足では、運動をしてもなかなか筋肉がつかないばかりか、かえって筋肉が分解されてしまうこともあります。食べ物を消化する消化酵素もアミノ酸からできており、タンパク質不足では消化力も低下します。さまざまな身体の化学反応には酵素とその働きをサポートするビタミンやミネラルがあってはじめて健康でスムーズな代謝が行われます。

脂肪を燃焼し痩せるためには脂質の代謝を円滑にすることも大切です。その脂質代謝に欠かせない遊離アミノ酸のひとつにカルニチンがあります。カルニチンは脂肪酸と結合し、ミトコンドリア内に運ぶ役割を持っています。カルニチンは動物の赤身肉に非常に多く含まれています。カルニチンは体内でも合成できますが、合成のためにはリジン・メチオニンといった必須アミノ酸と鉄・ビタミンＣ・ナイアシン・ビタミンＢ６といった栄養素も必要です。その他、効率良く脂肪をエネルギーに変換するには、ビタミンＢ２・ナイアシン・パントテン酸といったビタミンＢ群も必要。これら多数の栄養素が充足していることで、円滑な代謝が行われます。

栄養素の不足がある状態では脂肪を分解してエネルギーを産生し、燃焼する経路がスムーズに働かなくなってしまいます。

カルニチンは脂肪をミトコンドリア内に運ぶ

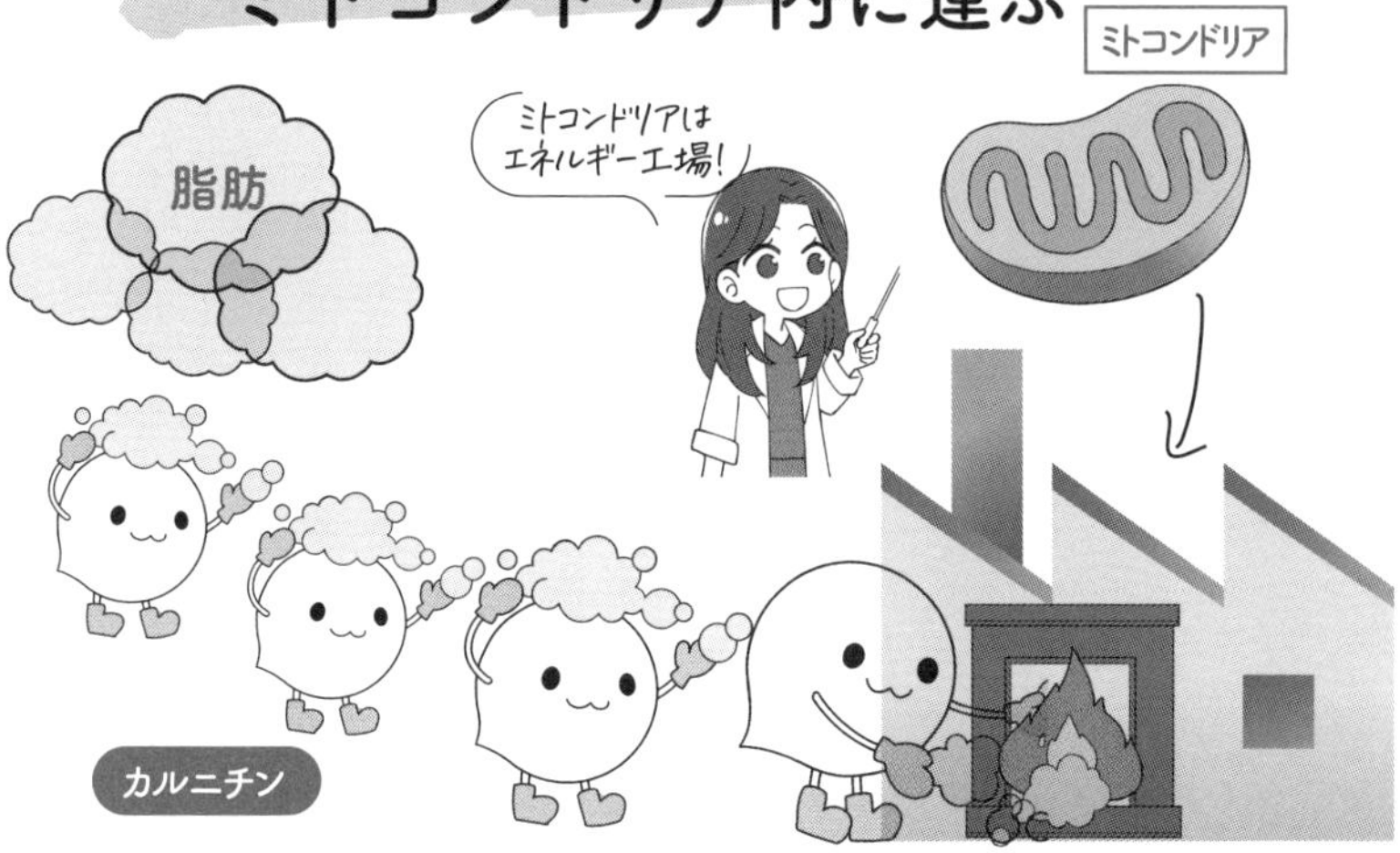
ミトコンドリア
ミトコンドリアは
エネルギー工場！
脂肪
カルニチン

脂質代謝に欠かせないアミノ酸の一種にカルニチンがあります。カルニチンは長鎖脂肪酸をミトコンドリア内に運搬し、燃焼することでエネルギーを産生しています。脂肪を効率良くエネルギーに変えるためにはカルニチンが大きな役割を担っています。

＼カルニチンは赤身肉に入っています!!／

羊肉（マトン）>>> 子羊肉（ラム）> 牛肉（ヒレ）> 豚肉 >>> 鶏肉

多い ⟷ 少ない

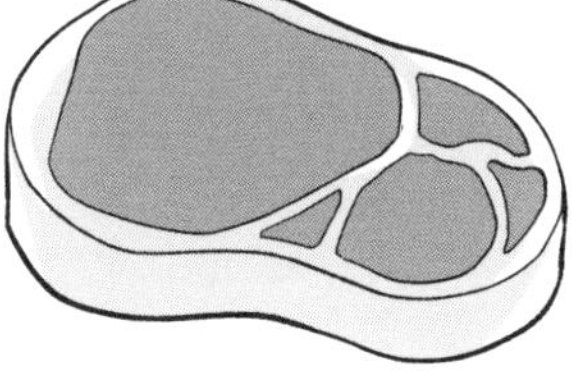

赤身肉を食べることが少ない人、菜食傾向の方は不足している可能性があります。場合によっては肉を食べない方はサプリメントも利用するといいでしょう。

08

そのダイエット方法、あなたに合っていますか？①

朝食抜きダイエットの落とし穴

最近では「16時間断食」「朝食抜き断食」という言葉をよく目にします。朝食ひとつとっても、食べるべきなのか、食べない方がいいのか皆さんは困惑していることでしょう。朝食抜き断食は「オートファジー」という言葉とともにブームになっています。オートファジーとは主に飢餓状態に働くタンパク質の分解システムで、古くなったり壊れたりした細胞内のタンパク質を集めて分解し、古くなった細胞を内側から新しく生まれ変わらせる。ということで注目を集めています。双方のメリット・デメリットをしっかり知ることにより、今の自分には合っているのか。あくまでも「個体差」を考慮したうえで選択してほしいのです。

メリットばかりが強調されているものが多く、その一方で、日々の診療でクリニックを訪れ不調を訴える患者さんの多くは、朝食をあまり食べていません。さまざまな情報と実際の臨床の現場では、結果に大きく差があることがあります。体調不良の人の背景には、短期間の減量ができるダイエットを繰り返した経緯や朝食をしっかり食べていないというようなことを続けてきたという経緯がよくあります。特に成長期の子どもたちや、月経のある女性は不調を訴える傾向が強くなると感じています。

1日のうちで最初にとった食事が、次の食事の際の血糖値に影響を与えるということがわかっており、これを「セカンドミール効果」といいます。朝食を欠食した場合は、昼食後の血糖値が大きく上昇することがわかっています。朝食には体内リズムを整えるという大事な役割もあります。朝食をとることは1日の始まりを知らせる目覚まし時計のような役割もあり、規則正しい生活習慣を築きやすいメリットもあるのです。

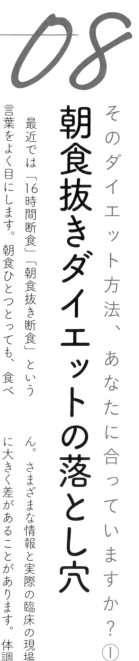

セカンドミール効果
血糖値の変動

食後の血糖値が140mg/dL以上である場合、食後高血糖と判断されます。

朝食あり

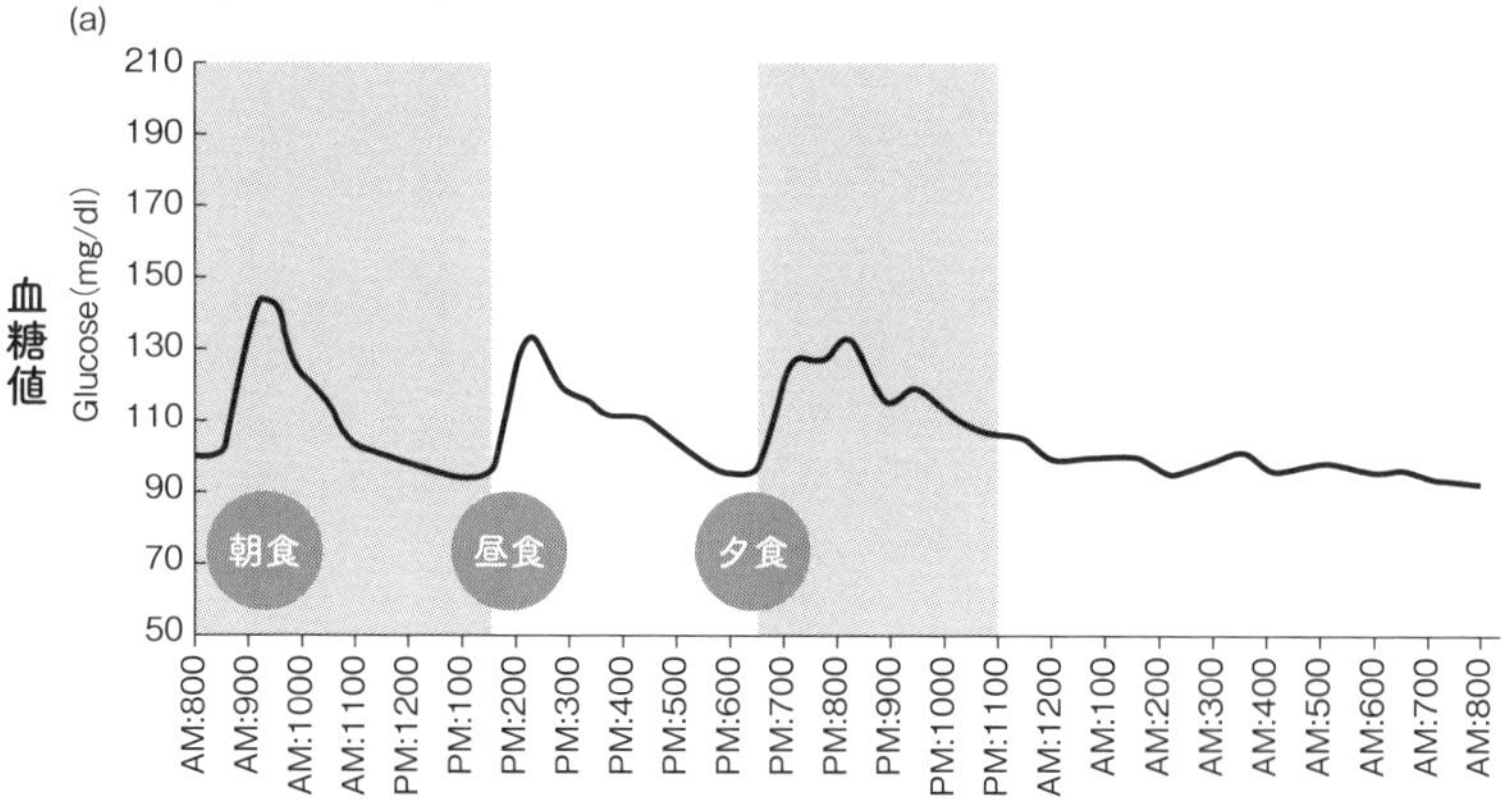

朝食抜き

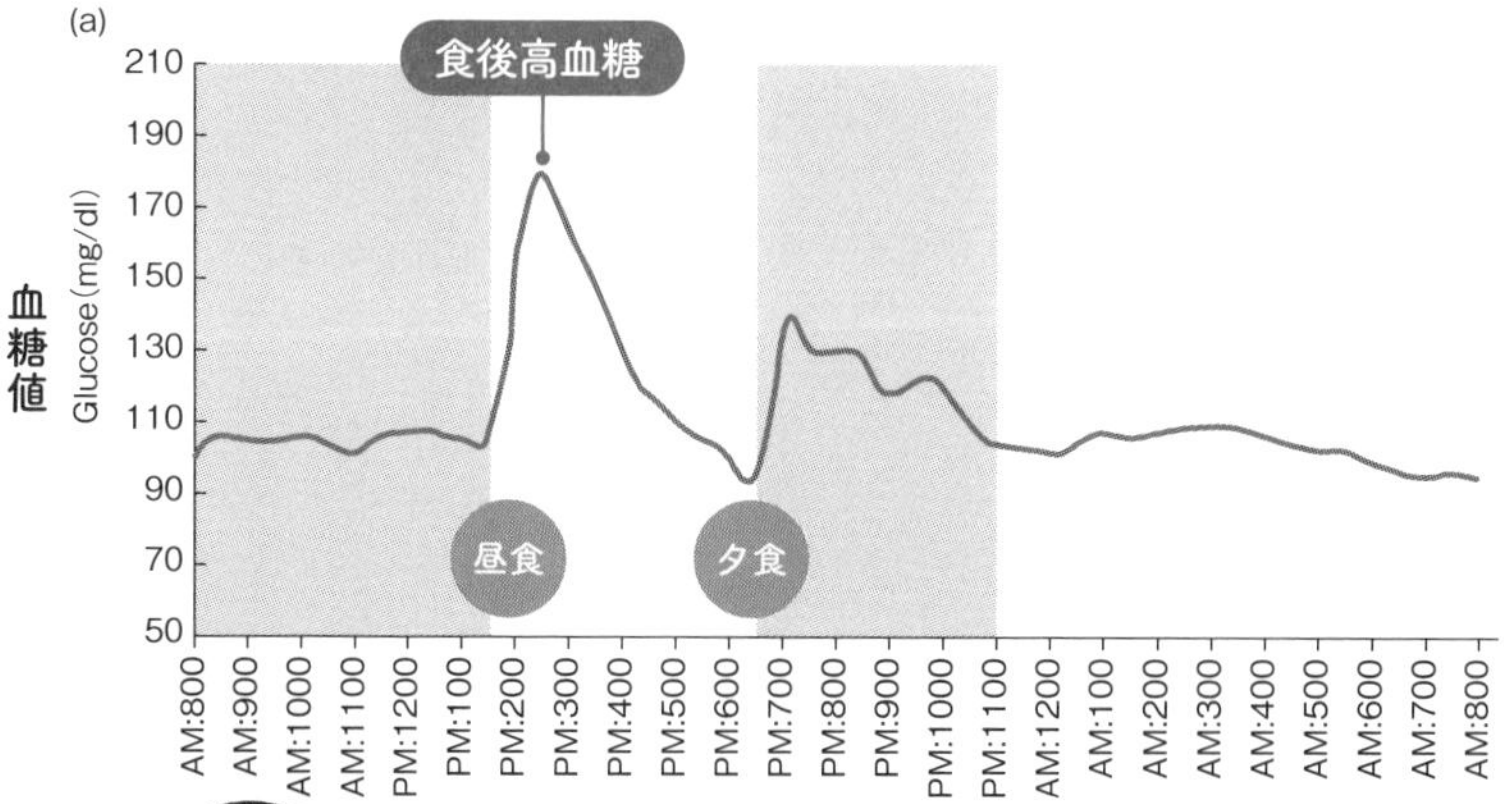

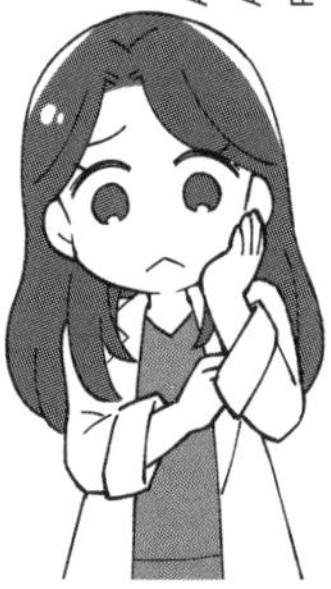

最初にとる食事（ファーストミール）が次にとった食事（セカンドミール）の後の血糖値にも影響を及ぼすことを「セカンドミール効果」といいます。朝食の欠食は昼食での食後高血糖を誘発しやすく、逆に最初の食事に食物繊維の多い大豆などを含む食事を摂取すると２回目の食事の後の食後高血糖を抑制する効果があります。

09

そのダイエット方法、あなたに合っていますか？②

代謝が下がるエネルギー制限ダイエット

食事量を減らしエネルギー制限食をすると、始めは順調に体重が減っていっても、ある時点で体重の減少が停滞してしまうことを経験された方もいらっしゃるかもしれません。アスリートも試合前にはハードな減量を強いられることがあり、減量が停滞した時にチートデイ（ｃｈｅａｔ ｄａｙ）といって、炭水化物など好きなものを食べていい日を作り、減量の停滞期を乗り切るといった方法を聞いた事はありませんか？

本来エネルギー制限をすると身体は少ないエネルギーで対応できるように代謝を低下させるようにできています。チートという意味のひとつに「だます」という意味があります。まさにその名の通り、エネルギーが少ないと感じ始めた身体を、チートデイによって身体を騙し、代謝を低下させないようにして、減量の停滞期を乗り切りましょうという考えです。

この手法には賛否両論あると思いますが、消化の観点から考えると、小腸の糖輸送体と呼ばれるグルコースを取り込むトランスポーターは食事内容に応じて変化しています。今までエネルギー制限食として厳格な糖質制限をしていたとすると、小腸での糖の吸収能力が低下しており、突然チートデイの日に大量の糖質を摂取した場合、下痢などの消化器系の不調を起こしやすくなります。小腸での食事変化による糖輸送体の適応には数日間はかかるとされているからです。

また食べないダイエットによる筋肉量の減少は男性よりも、もともと筋肉量が少ない女性にとって特に不利になります。また、加齢に伴う下肢の筋肉の減少率は大きいので、中高年の方はしっかり適切な食事をとりながら、積極的に下肢の筋肉を意識したトレーニングをしたほうがいいでしょう。

リバウンドの原因になる「食べない」ダイエット

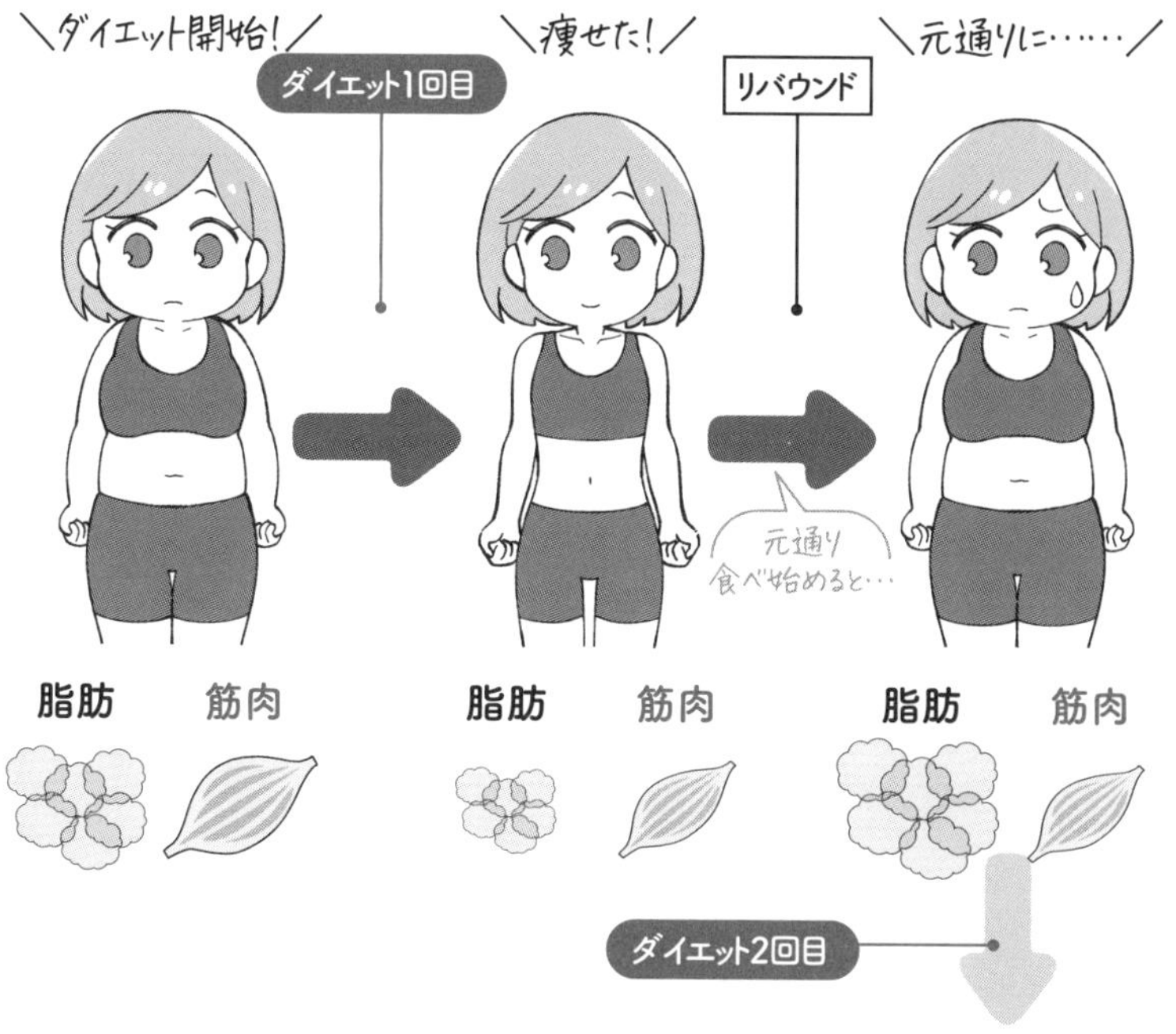

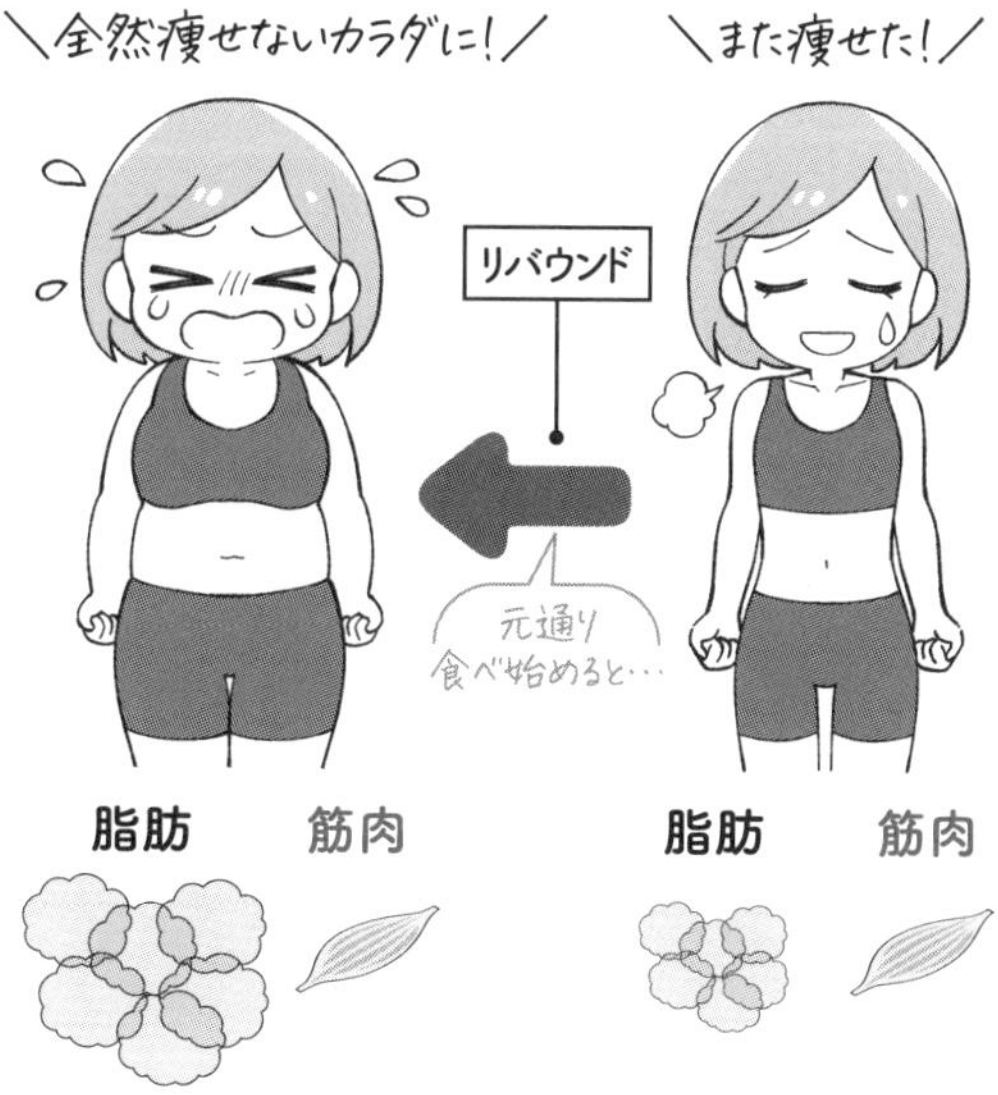

エネルギー制限をするとエネルギー不足で筋肉は分解され、結果基礎代謝量は低下し太りやすい身体に。女性の場合、特に下肢の筋肉は20歳代頃から加齢に伴い著明に減少します。加齢に加えて、食べないダイエットは筋肉量の減少を早めることになりかねません。

10

そのダイエット方法、あなたに合っていますか？③

胃腸に負担のかかる糖質制限ダイエット

糖質制限はダイエットをしたことがある人なら、一度は取り組んだことがあるかもしれません。糖質の摂り方を間違えると血糖値が急上昇しやすくダイエットの大敵になってしまうことは間違いありませんが、厳格に糖質を制限しすぎてしまうと、人によっては体調不良を起こしてしまいます。

ジュースや甘いお菓子に含まれる大量の砂糖や果糖ブドウ糖液糖などは気をつけたい糖質ですが、主食となる炭水化物まで極端に制限してしまうと、結果としてエネルギー不足になってしまっているケースがあります。制限した炭水化物のエネルギーをタンパク質や脂質に置き換えるには消化力が要になりますが、消化力が低い傾向にある日本人には負担が大きいのが実際のところです。

毎食の主食分のエネルギーをこれらのタンパク質や脂質に置き換えることは消化力やタンパク質の利用効率、脂質の種類は何で摂るか、などまで考慮する必要があります（左図）。下痢や腹部膨満感などの胃腸トラブルがおき、続かなかったという話は臨床の現場でよく聞く話です。また主食の炭水化物をカットし、その置き換えができないと結果的にエネルギー制限をしていることになり、エネルギー不足から甲状腺機能低下や低T_3症候群（42ページ）といった代謝が低下した状態になり、さまざまな不調へ繋がるリスクが高まります。糖質制限は短期間で減量が叶いやすい一方で長期的で厳格な糖質制限は特に女性にとっては不調のタネになることがあります。最初は自覚症状に乏しいので注意が必要です。また身体の生化学的な代謝の観点から考えても、脂肪を効率良く燃焼するには適切な糖質は欠かせません。

適切な主食の摂り方や、その工夫またタンパク質の摂取については第3章を参考にしてください。

エネルギー産生栄養素バランスも個体差を考慮

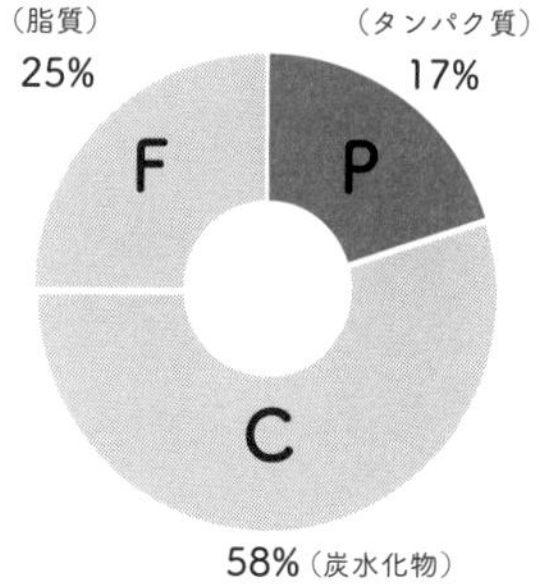

厚生労働省の生活習慣病の予防の指標となるバランス一例

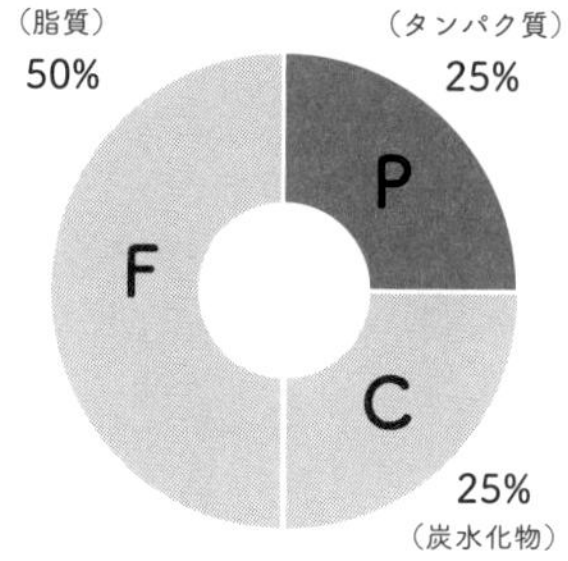

ダイエット時糖質制限をしている人のバランス一例

P = Protein
F = Fat
C = Carbohydrate

厚生労働省では、生活習慣病の予防の指標となる三大栄養素の目標量を、以下の通り提示しています。タンパク質：13～20%、脂質：20～30%（飽和脂肪酸は7%以下とする）炭水化物：50～65% ― この数値は生活習慣病予防の指標のため、ダイエット時にはダイエット向きの比率にする必要がありますが、極端にタンパク質や脂質の比率を増やしても「消化できない」「利用できない」「実際には増やせていない」ので、その結果エネルギーが足りない。といった事が起きているケースがあります。

「年齢」「消化力」「活動量」「体格」「血糖値」など総合的に判断し個体差に合ったバランスを見つけていくことが大事です。

エネルギーの置き換えは難しい！

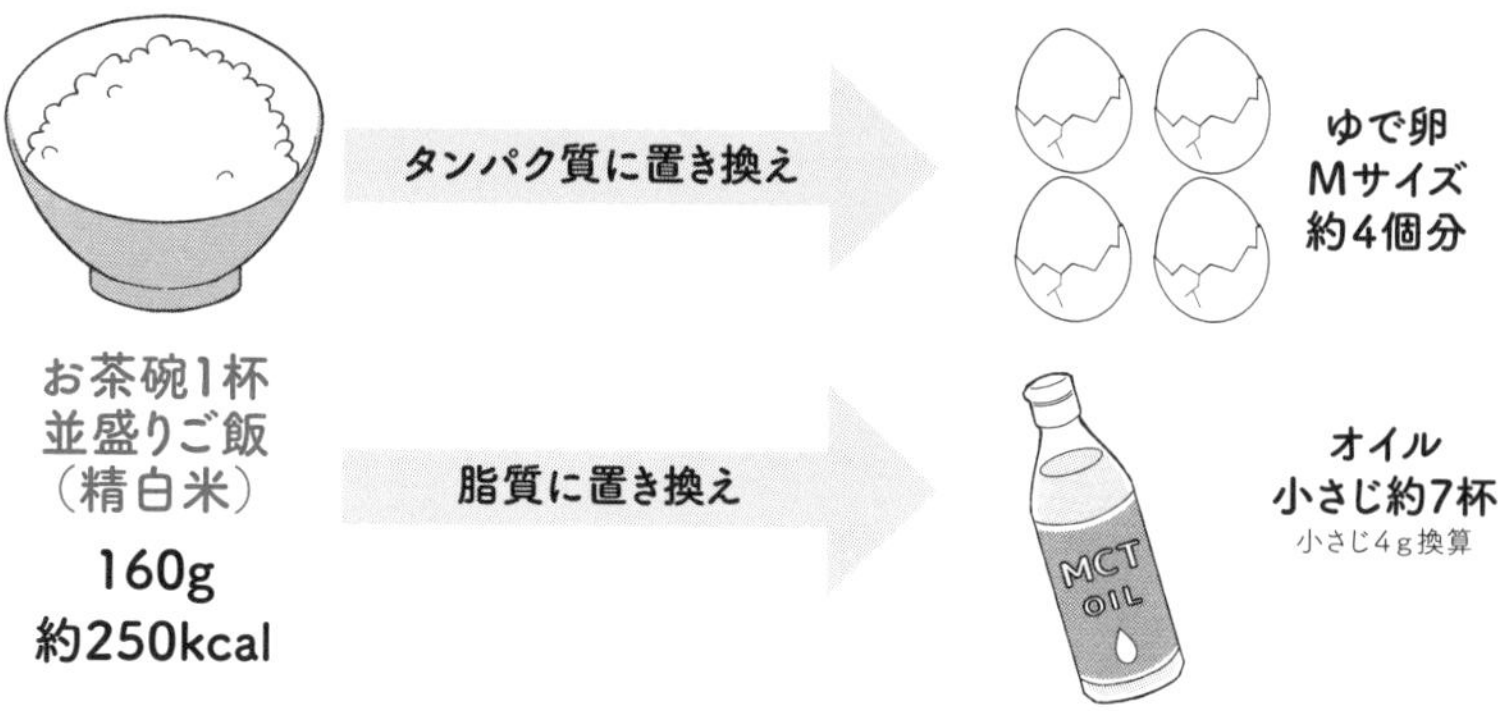

11

痩せない危ない習慣① 気をつけたい小麦の過剰摂取

慢性的な不調につながる糖質過剰

　冒頭漫画で出てきた50代の主婦Bさんのケースはよく見かけます。消化力の低下から胃腸の調子が悪く、食欲が出ないといった場合、ついついタンパク質や油物を避け、簡単に食べられるパンや麺類に偏る人がいます。このような糖質過剰の食事でさらに副菜の野菜や汁物がないケースは、血糖値の急上昇に繋がります。特に小麦製品の食べすぎは全身の体調不良の原因になっているケースもあり、摂り方には注意が必要です。現代の小麦は品種改良を重ねた結果、消化が困難で胃腸障害の原因になりやすく、特に後述するSIBO（小腸内細菌異常増殖症）の方は、お腹にガスが過剰に発生し、腹部膨満感により食欲がなくなっていることもあります。また、糖質過剰があるとビタミンB群が不足しやすく疲労感やだるさの症状が現れます。

　小麦の過剰摂取があると腸壁に炎症を起こしやすく、バリアの役割がある腸壁のタイトジャンクション（左図）が壊れて隙間ができ、腸内にあるべき細菌や有害物質、未消化な食物成分などの異物が身体の中に侵入してしまいます。このことを最近では「**リーキーガット**」（**医学的には腸の透過性の亢進**）として少しずつ知られてきています。リーキー（漏れる）とガット（腸）が組み合わさった英語で、日本語にすると「腸もれ」という意味です。

　胃腸障害にとどまらず、異物が血液を介して全身にめぐることで、湿疹などの皮膚疾患や食物アレルギー、また頭痛やメンタル不調といった脳の機能にまで影響を及ぼしている可能性があることが指摘されています。ダイエット目的から小麦を控え、お米に切り替え、その摂り方を工夫することにより、健康的な減量に加え、今まで困っていた思わぬ身体の不調が改善される可能性があります。

リーキーガット「腸漏れ」とは

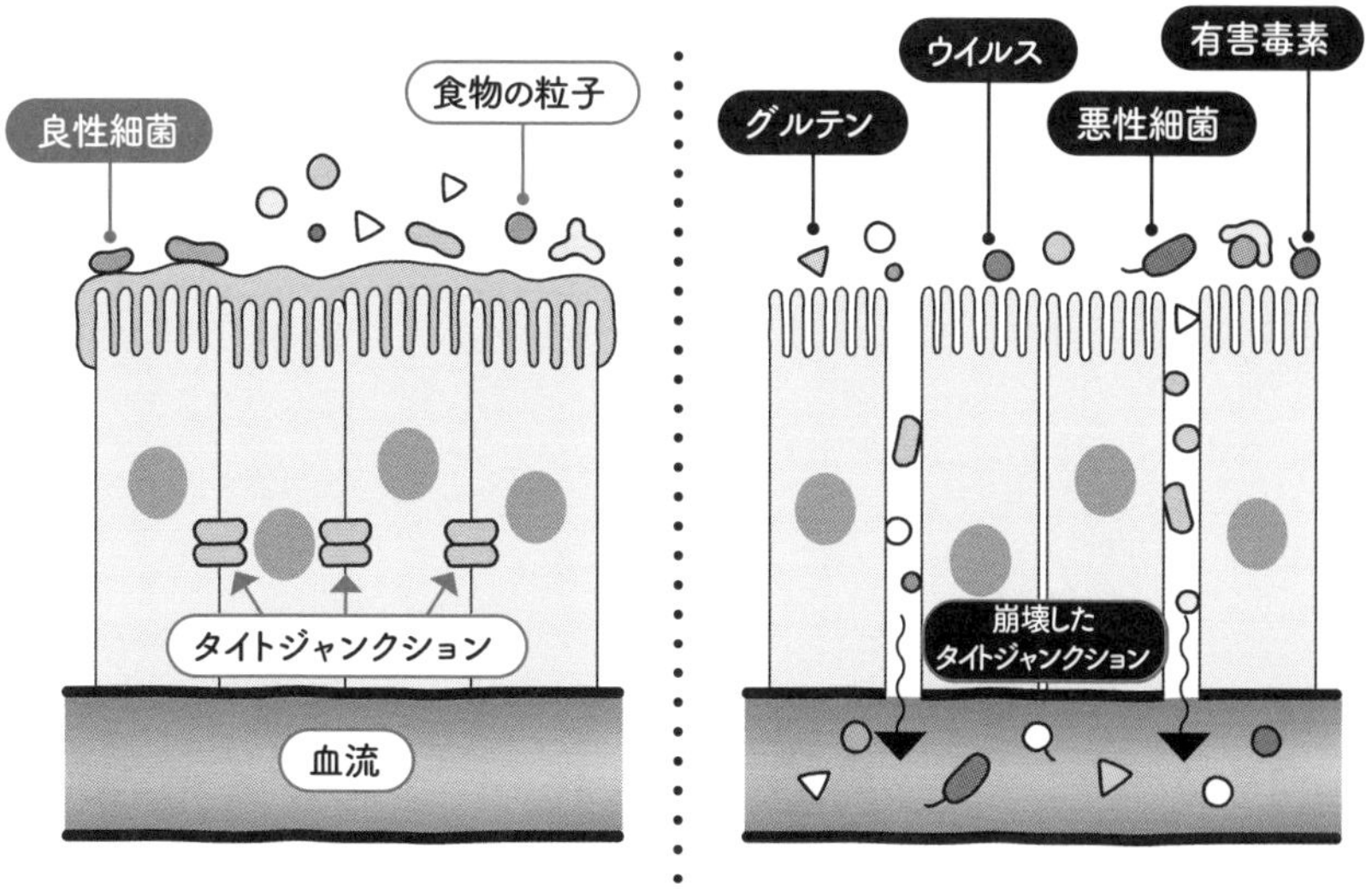

正常な腸壁　　リーキーガット状態の腸壁

小麦に含まれるタンパク質は腸壁に炎症を起こし、さまざまな疾患を引き起こす原因になるといわれています。バリアの役割がある腸壁の密着結合（タイトジャンクション）が壊れて隙間ができ、腸内にあるべき細菌や食物成分などが身体の中に入ってしまいます。それが原因でさまざまな症状を引き起こす状態を「リーキーガット症候群」とよびます。

▶リーキーガット症候群と関連があるとされる症状

- □片頭痛
- □アトピー性皮膚炎
- □メンタル不調
- □食物アレルギー
- □疲労感　など

12

痩せない危ない習慣② アルコールと低栄養

低栄養と脂肪肝

脂肪肝は、肝臓に中性脂肪を主成分とする脂肪滴が沈着した状態をいいます。肝臓は「沈黙の臓器」と言われており脂肪肝では、ほとんど自覚症状はありません。健診などの超音波検査や血液検査の異常値などで指摘されることがほとんどです。

肥満・メタボリックシンドロームの人は、食べすぎ・運動不足が関係しています。摂取エネルギーが消費エネルギーを上回ると、余分なエネルギーはグリコーゲンや中性脂肪に作り替えられ、中性脂肪は内臓脂肪や皮下脂肪組織に蓄えられるほか、肝臓にも貯蔵され、肝細胞の30％以上に中性脂肪がたまると脂肪肝と診断されます。ＢＭＩが22を超えると脂肪肝の合併頻度は上昇し始め、ＢＭＩ25以上の肥満者では脂肪肝を高率で合併しています。特に中年男性は丼もの、ラーメン、炒飯、揚げ物などの炭水化物過多で高脂肪な食事、アルコールなど脂肪肝になりやすい食習慣が主な原因です。気づかぬ隠れ脂肪肝に気をつけましょう。

また過栄養と正反対の「飢餓」「痩せすぎ」「低栄養状態」によって起きる脂肪肝もあります。実は高齢者・若い女性などのスリムな体型の人でも栄養状態が悪化すると、肝臓に過剰な中性脂肪が蓄積して脂肪肝になることがわかっています。特にタンパク質の栄養状態の悪化は、肝臓から中性脂肪の放出が抑制されるために脂肪肝が起こると考えられていましたが、近年それだけではなく体内でさまざまな代謝変化が関与していることがわかってきています。

女性によくある甘いお菓子の間食や、菓子パンを食事代わりに置き換えることも結果として、糖質量が増えてしまい脂肪肝の要因になります。単純性脂肪肝（炎症や線維化を伴わない脂肪肝）は生活習慣改善により元の健康な状態に戻ります。

適度な飲酒量 純アルコール20g

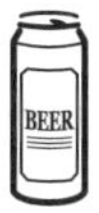

缶ビール500ml 1本

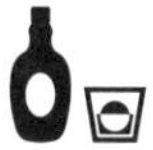

ウイスキーダブル 1杯

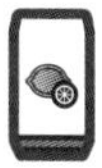

チューハイ（7％）350ml缶1本

ワイングラス 2杯弱

日本酒 1合

厚生労働省が定める節度ある適度な飲酒は1日平均純アルコール20g程度とされています。また、女性・高齢者・少量の飲酒で顔が赤くなる・頭痛などが起きる人は、これより飲酒量を少なくすべきと推奨されています。またアルコールはタンパク質・ビタミン・ミネラルの栄養不足も助長します。積極的に栄養も補いましょう。

生活習慣の改善で 肝臓を健康な状態に戻すには

1 アルコールを控える

2 高カロリー食を控える

3 糖質過剰を控える

4 運動不足を解消

★ 5 短期間に大幅な減量を行わない

★ 6 タンパク質をはじめとした栄養の適切な補給

7 肝機能によい食材：卵・枝豆、スナップエンドウ

8 しじみ、イカ、タコもおすすめ

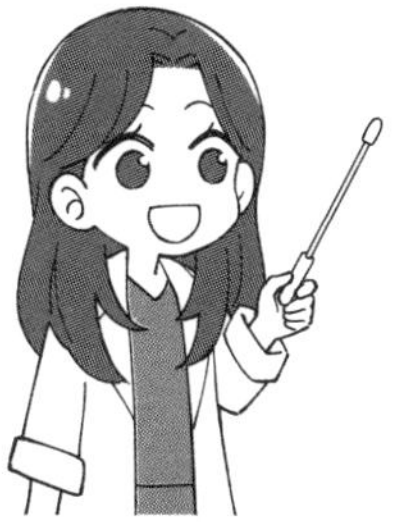

女性のダイエット者は5番と6番に要注意！

13

女性の天敵「甲状腺機能の低下」①

食べたら太る、食べなくても痩せない

何をやっても痩せない。食べたら太る。と口を揃えて言う方々には、ある共通する不調が背景にあり、過去にエネルギー制限のファスティング（断食）、厳格な糖質制限などを繰り返した経緯があることに診察を通して気がつくようになりました。皆さんは次の不調がいくつ当てはまりますか？

- 体重増加
- 疲労感
- むくみ
- 寒がり
- 無気力
- 月経異常
- 皮膚の乾燥
- 便秘
- 傾眠
- 記憶力低下
- 髪がよくぬける

これらの症状は病気としてすぐに病院にかかるような症状ではないと思うかもしれませんが、実は甲状腺機能低下症状の一部です。女性に多く、減量できず、ダイエットがいつも失敗に終わってしまう方が共通して訴える不調です。ダイエットを成功させたいのなら、その働きについてはあまり広く知られていない甲状腺ホルモンの働きについて知る必要があります（左図）。甲状腺機能が低下してくると、健康診断で測るLDLコレステロールの検査項目が高値を示すようになることがあります。暴飲暴食をしているわけでもない、逆に食べていないのに、この数値が基準値より高値傾向で、症状に該当する項目が多ければ、甲状腺機能低下傾向がある可能性があります。甲状腺ホルモンは脂質代謝にも関与し機能低下があると高値になる傾向があります（年齢・食事・その他の影響も受けるため、必ずしも高値にならない場合もあります）。40ページでもう少し詳しく検査についても解説します。

女性なら知っておきたい 甲状腺の働きとは

甲状腺ホルモンの働き

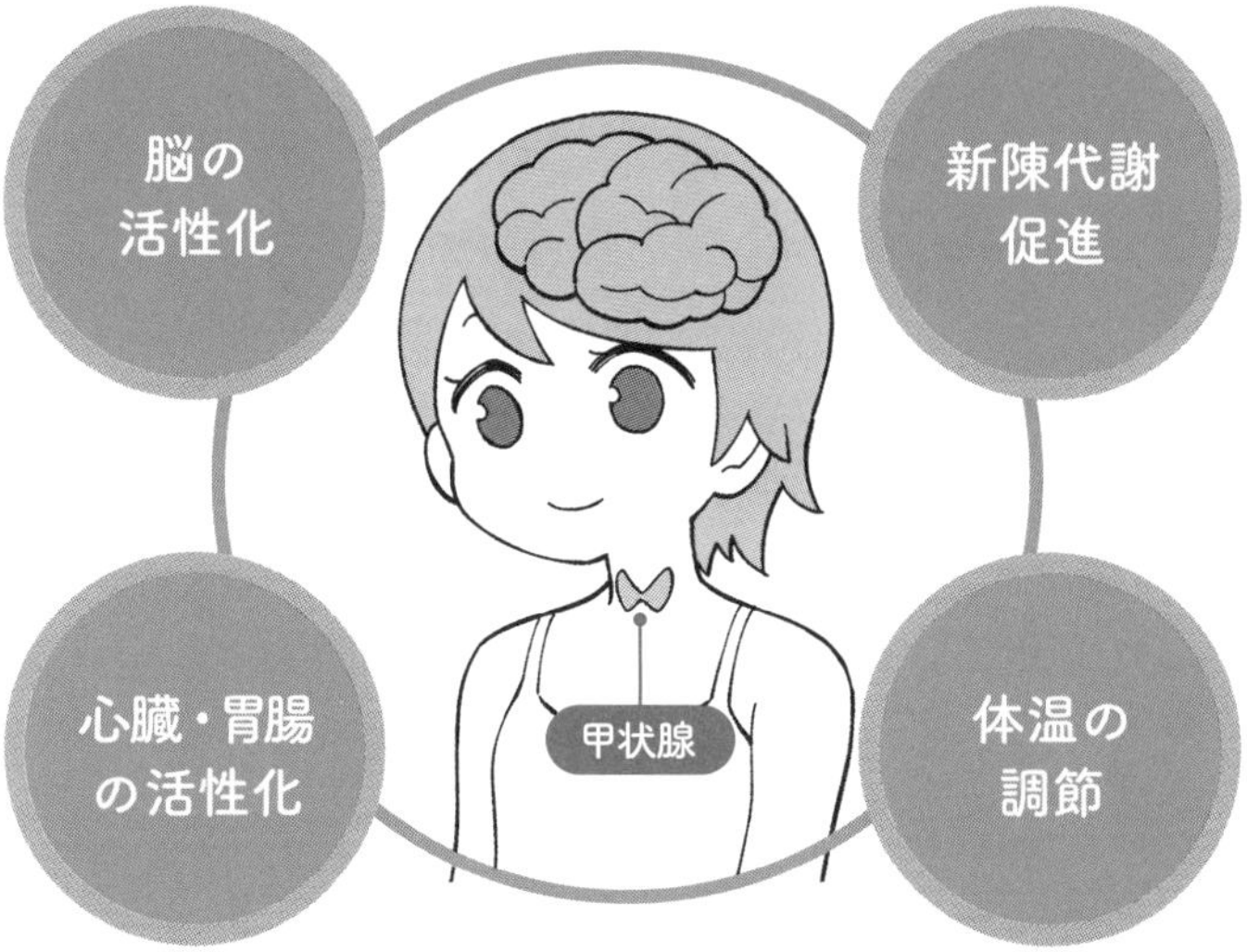

甲状腺はのどぼとけの下にある蝶が羽を広げた形をした臓器で、甲状腺ホルモンというホルモンを作っています。このホルモンは、心臓や肝臓、腎臓、脳など身体のいろいろな臓器に作用し、身体の新陳代謝を盛んにするなど大切な働きをしています。甲状腺ホルモンが少なすぎると、代謝が落ちた症状がでてきます。「甲状腺機能低下症」とは、甲状腺ホルモンの作用が低下した状態です。このホルモンは、代謝の調節以外にも、妊娠や胎児の発育、子どもの成長や発達に重要なホルモンなので、甲状腺の機能低下があると、月経異常や不妊、流産や早産、胎児や子どもの成長や発達の遅れとも関連してきます。

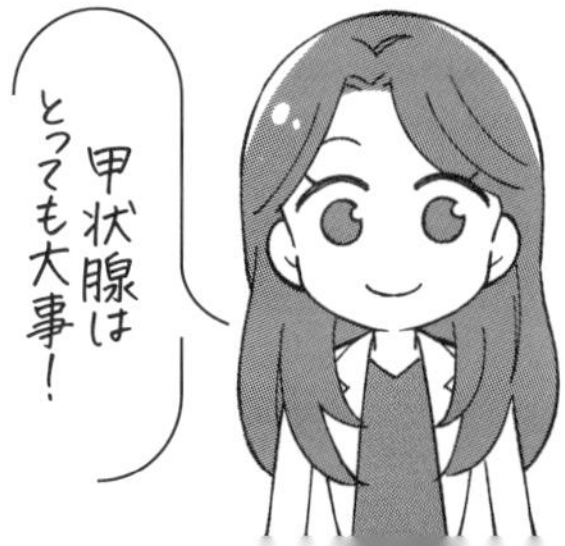

14

甲状腺のしくみ

女性の天敵「甲状腺機能の低下」②

女性なら一度はチェックしておきたいのが甲状腺機能です。ここでは少し難しいことも出てきますが、とても大切なことなのでご説明します。特に後述する基礎代謝低下タイプ（94ページ）の方は、検査しておくことをおすすめします。

甲状腺ホルモンの量は常に適正に保たれており、視床下部—下垂体—甲状腺系で調節されています（左図）。血液中の甲状腺ホルモンが足りないと判断されると、脳にある視床下部から甲状腺刺激ホルモン放出ホルモン（ＴＲＨ）が放出され、下垂体に働きかけて甲状腺刺激ホルモン（ＴＳＨ）を放出させます。そして、ＴＳＨが甲状腺に働きかけ、甲状腺ホルモンが作り出されます。一方、血液中に甲状腺ホルモンが増えすぎると、この情報が視床下部や下垂体に伝わり、ＴＲＨやＴＳＨの放出が抑えられ、結果的に甲状腺ホルモンが作られる量も抑えられます。シーソーをイメージするとわかりやすいです。

通常は甲状腺機能低下症の場合ＴＳＨが増加・FT_4・FT_3は低下を示します。これは血液検査から判明します（42ページ）。甲状腺機能低下症の多くは慢性甲状腺炎（橋本病）が原因の場合もありますので、疑わしい人は病院でもう少し詳しい検査をしてもらいましょう。また逆に新陳代謝が過剰になりすぎる甲状腺機能亢進症（原因の多くはバセドウ病）はＴＳＨが低下しFT_4・FT_3が増加します。

病院の血液検査項目から異常と判断される場合は状況に応じて投薬治療を受けることになることもありますが、基準値範囲内で異常なしとされながらもすでに38ページのような症状が出ていることも。

基準値範囲内であったとしても下限値、上限値に近い場合は経過観察が必要です。基礎代謝が低下していて、すぐ太るという方は１００ページを参考に。

甲状腺ホルモンの調節

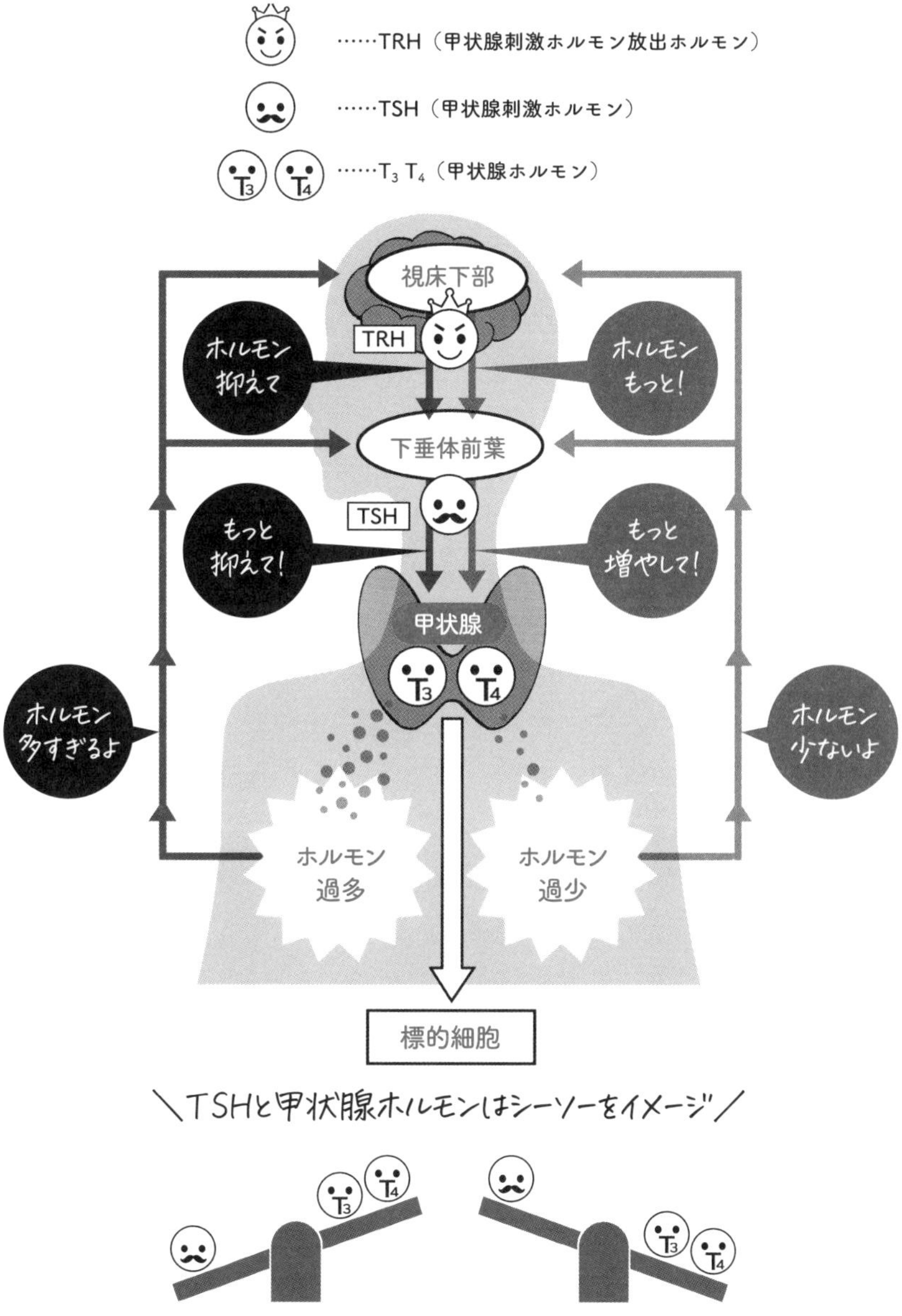
……TRH（甲状腺刺激ホルモン放出ホルモン）
……TSH（甲状腺刺激ホルモン）
……T_3 T_4（甲状腺ホルモン）
視床下部
TRH
ホルモン抑えて
ホルモンもっと！
下垂体前葉
TSH
もっと抑えて！
もっと増やして！
甲状腺
ホルモン多すぎるよ
ホルモン少ないよ
ホルモン過多
ホルモン過少
標的細胞
＼TSHと甲状腺ホルモンはシーソーをイメージ／

column

病院でも見落とされてしまうことが多い

低T_3症候群

（non-thyroidal illness/euthyroid sick syndrome）

TSHの上昇がみられず正常値を示しながらも実際に甲状腺ホルモンとして作用を発揮する活性型ホルモン、ＦT_3の数値が低値を示す低T_3症候群。（さらに重症となるとＦT_4の数値まで低下します）。全身性の基礎疾患がある消耗性の病気が原因の場合もありますが、神経性食欲不振症※や絶食・飢餓状態など低栄養状態も原因のひとつになります。この病態のメカニズムは明らかになっていないこともありますが、エネルギー消費を極力少なくするための生体防御的な適応反応とも考えられています。

臨床の現場では、ダイエットのために過度な食事制限・厳格な糖質制限・ファスティング（断食）などを長期または繰り返し行っている方、また朝食などを欠食する食習慣が長く身について食事回数が減っている方などにみられる傾向があり、背景にやはり栄養障害がある場合が多いです。一般的な健康診断で指摘されないことがほとんどです。また診断されたとしても基礎疾患を有する人はまずはそちらの治療が優先され、基礎疾患がない人でも治療を必要とする場合が少ないようです。甲状腺の血液検査の読み取りは複雑で今回ご紹介した以外にもいろいろな病態がありますので、まずは症状に当てはまる方は、一度はしっかりと検査を受けることをおすすめします。特に見落とされがちな低T_3症候群に関してはＦT_3が2.5 pg/mLを下回るようであれば、基礎疾患の有無や今までの食習慣を見直し、慢性的なエネルギー不足・低栄養の状態が長く続いていなかったかを振り返りましょう。まずは気になる方は専門医を受診してみてください。

※神経性食欲不振症：神経性やせ症は、俗に拒食症、医学的には神経性食欲不振症とも呼ばれ、太ることに対する過剰な恐れなどから過度な食事制限を行い、極限まで体重が減少した状態を指します。食事をとることに関係してさまざまな問題があらわれる"摂食障害"のひとつです。

2章

オーソモレキュラーダイエット

～個体差を知って健康的に痩せる～

15

アーユルヴェーダと個体差

「個体差」を知ろう①

古代の医学アーユルヴェーダでも個体差が重要視され、体質別に食材の選び方や生活スタイル、向いている仕事まで細かくアドバイスがあります。また「万人にいい食べ物はない。あなたにとっていい食べ物があるだけである」と言われています。体質が違うと、ある人にとってはとてもいい食材や食事法も別の人にとっては有害になることさえあるのです。

参考までにアーユルヴェーダでみる体質の違いを少し紹介します。私たちの身体はヴァータ（風）、ピッタ（火）、カパ（水）という3つのエネルギー（ドーシャ）によって生命が維持されると考えられています。このエネルギーのバランスの違いによって体質が決定し、その人の体質で一番多くもっているエネルギーの影響を一番受けやすく、そのエネルギーが増えた状態の病気になりやすいと言われています。アーユルヴェーダでは大きく分けて7種類に分類していますが、実際には１００人いれば１００通りのバランスがあり、体質の違いなどが、それぞれの個性となっています。興味がある方はぜひアーユルヴェーダの体質診断もうけてみるとご自身の体質についてより理解が深まることと思います。

冒頭漫画に出てきた女子大生Aさんのように決して肥満でもなく、すでに細身の女性は体型的にはアーユルヴェーダでいう細身で華奢なヴァータタイプにあたり、主婦Bさんのようなふくよかな方は、なかなか痩せづらく、カパにあたると考えられます。筋肉質で中肉中背のタイプはピッタのエネルギーが大きいタイプに当てはまります。

とても面白いことに古代の医学のアーユルヴェーダの体質診断も分子栄養学的な見解と共通することもあり、またアドバイスもとても適切なものが多いのです。

アーユルヴェーダで考える体質の違い

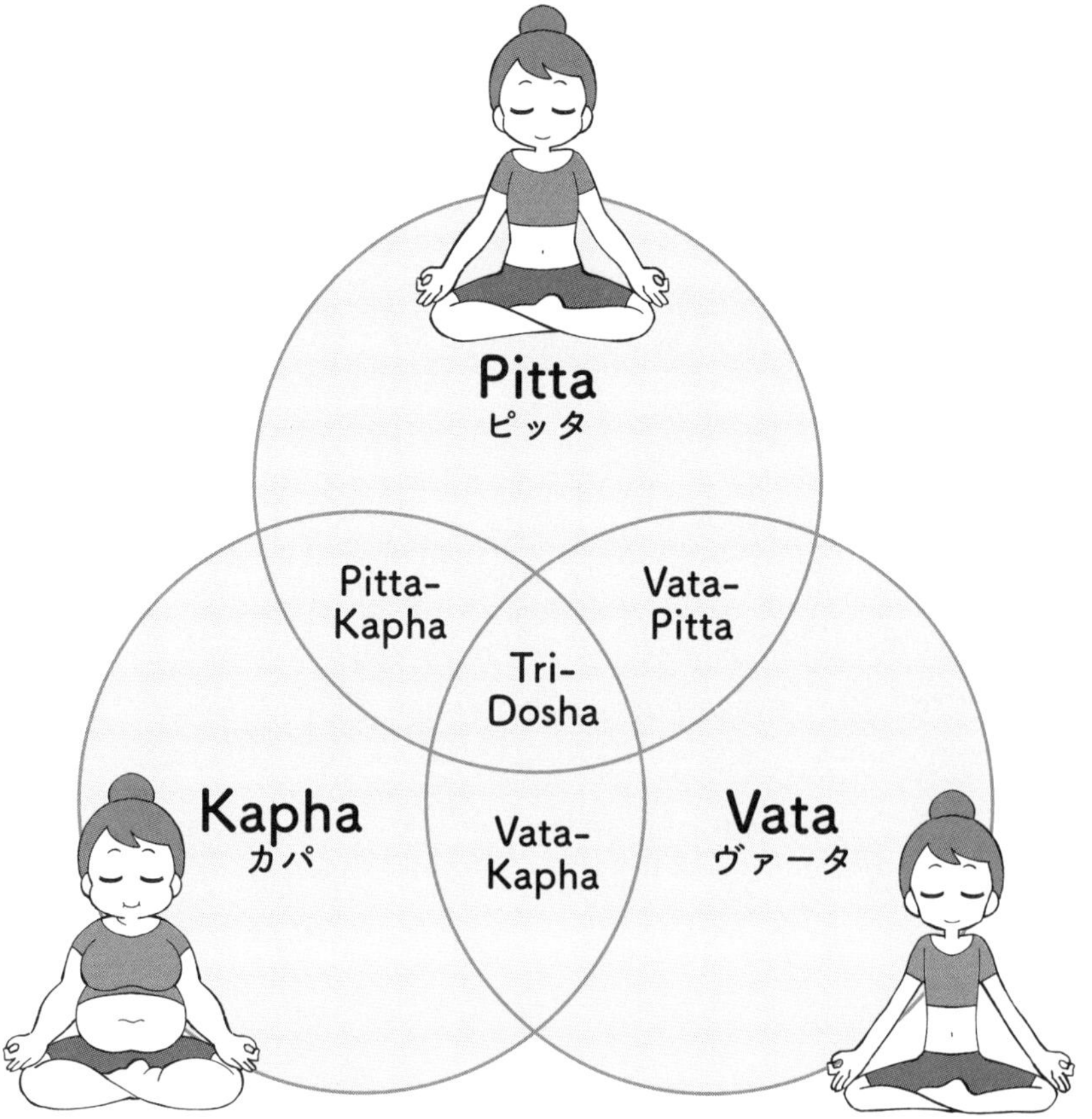

やせ型のヴァータタイプは風のエネルギーなので、とても活動的ですが疲れやすく、情緒も不安定。眠りが浅く便秘や月経も不規則になりやすい。といった特徴があります。カパタイプの方は、身体がむくみやすい、ゆっくりでマイペース、体温が低め、またヴァータタイプとは対照的にバランスを崩すと怠惰になり運動することも好まない傾向があります。古代の考え方は現代にも活かせるものが多く、自分の体質を知るうえではとても参考になります。

16

自分のウィークポイントがわかる

「個体差」を知ろう②

本書ではダイエットに関わる個体差として、特に消化力・血糖値・疲労レベル・女性や成長期の子どもに多い鉄欠乏性貧血・リバウンドしやすい人に多い基礎代謝レベルなどにフォーカスし、個体差を考慮したダイエットの食事法をご提案します。自分はどんなウィークポイントがあるかを知ることによって、無理のない不調を起こさないダイエット法を知ることができます。特に消化力において、日本人は消化力が低い傾向があり、欧米人には向いているケトジェニックダイエット（血中のケトン体濃度が増加するような低糖質・高脂肪食によるダイエット法）も、やはり胃腸機能が弱い方には無理がたたり、かえって下痢や便秘、膨満感といった消化器症状を訴える方も少なくありません。

「私たちは食べたものでできている。」とよく言われますが、実際には「私たちは食べ物を消化・吸収したものでできている。」と言い換えた方が正しい表現でしょう。消化力は栄養状態にも密接に関係しており、オーソモレキュラーダイエットにおいてもっとも重要な要素といっても過言ではありません。

実はアーユルヴェーダにおける大切な概念のひとつにも、「火」という意味を持つ「アグニ」があります。アグニとは消化力のことです。

アグニのエネルギーが弱まって私たちが摂取したものを十分に消化できないとき、未消化物「アーマ」が身体に生じます。未消化物はやがて老廃物・毒素となり体内に溜まることで不調や病気の原因になると古代から考えられていました。

アーユルヴェーダにおける体質（ドーシャ）の違いによる消化力の違いを参考までにみてみましょう。大まかな体質を知るのに参考になると思います。

アーユルヴェーダ オーソモレキュラー解釈

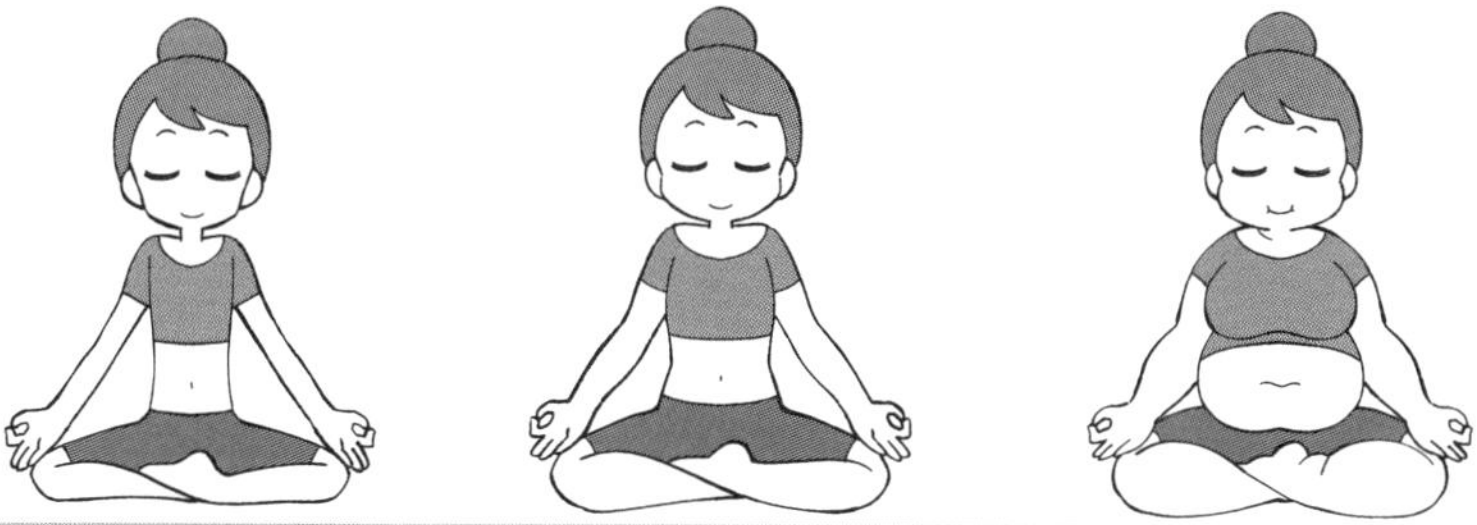

ヴァータ体質 （痩せ型で華奢な体型）	ピッタ体質 （中肉中背で筋肉質な体型）	カパ体質 （ふくよかな体型）
あまり消化力の強い体質ではありません。気持ちとしては食べたくても、実際にはたくさん食べられないのが特徴です。ご飯を残してしまうこともあるかもしれません。お腹にガスが溜まりやすく、便秘しやすい特徴もあります。手足は冷たく冷えやすいです。	3つの体質の中では一番消化力が強く食欲旺盛。食事を抜くと我慢できずイライラします。消化力を過信してついつい食べすぎて消化に負担をかけてしまうタイプです。	3つの体質の中で一番消化力が弱い体質です。見ためはふくよかでも実はあまり食べていないことが多いのです。たくさん食べていないのになぜか太ってしまうというのはこのタイプです
＼オーソモレキュラー解釈／ 鉄欠乏性貧血がありそう。62ページで後述するSIBO（シーボ）というガスが多く出てしまうタイプに該当。鉄欠乏とSIBO対策がおすすめ	＼オーソモレキュラー解釈／ 食事を抜いてイライラがある場合、低血糖から交感神経優位状態に。カフェインやアルコールは症状を助長します。補食やスープを摂りましょう。	＼オーソモレキュラー解釈／ 後述する基礎代謝低下タイプにあたるでしょう。食べないことでさらに太るという負のスパイラルに陥りやすいタイプです。消化対策と食後の運動がおすすめ

あなたのウィークポイントがわかる！

個体差チェック

ではいよいよ次のページから個体差を知るためのチェックリストをやってみましょう。今までダイエットとは無関係と思っていた日々の些細な身体のサインに耳を傾けて振り返ってみてください。あなたの身体のことは誰よりもあなたが一番よく知っています。さまざまなダイエット情報から良かれと思って実践してきたものは、本当にあなたに合っていたのかを今一度確認してみてください。

友達や周りの方のダイエット成功談を聞いて、いざ自分で実践してみてもなかなか結果に結びつかない、長続きしなかった理由がこのチェックリストによって見つけられるはずです。また加齢も身体の体質が大きく変わる要因のひとつです。若い頃は多少食べなくても無茶なことをしても、若さでカバーできて、一見元気そうに過ごすことができていたとしても、中高年になると如実に体調へ反映されてしまいます。

特に中高年女性は閉経前後を境に血糖値が上昇しやすい傾向になり、また自分に合っていない食事法は更年期症状を悪化させてしまうことにもなりかねません。女性は男性と違い月経があり、人によっては妊娠・出産・授乳を経験し、その後閉経へと目まぐるしく環境が変わり、胃腸機能や栄養需要量なども状況に応じて変化します。ダイエットも一歩間違えると不妊症やメンタル不調、更年期障害の悪化、骨粗鬆症などと将来の健康を脅かすことになります。

エネルギー制限の食事や、流行りの16時間断食、糖質制限、高タンパク食や高脂肪食、ファスティング（断食）、また運動なしで痩せる。などというダイエットは本当に自分にとって適切な選択であったのか、もしくは体調不良の原因を作ってしまっていた事なのかを判断できるようになります。

身体のウィークポイントを知ることで、これからはどんな情報にも惑わされることなく、自分に合っている食事法を選択することができます。

＼オーソモレキュラーダイエットの要！／

消化力チェック

- □ピロリ菌感染があるor除菌した
- □便秘、軟便・下痢など便の形状がよくない
- □おならが臭い
- □油物をたべると下痢や軟便になる
- □便器にベタッと便がつく
- □胃薬をよく飲む（胃酸抑制剤を服用している）
- □胆石などで胆のうを切除した
- □食欲がない・食が細く少食
- □おならやげっぷが多い
- □お腹が張る（膨満感がある）
- □朝食はあまり食べられない
- □毎日決まった時間に排便がない、時間がかかる
- □肉やタンパク質の量が多いと胃がもたれる
- □逆流性食道炎と診断されたことがある
- □発酵食品・食物繊維で胃腸の調子が悪くなる

赤字 check は 1 つでも当てはまったら
黒字 check が 3 つ以上当てはまったら
54 ページへ

これらに当てはまる場合、あなたの消化力は弱いかもしれません。意外かもしれませんが、消化力は実は食べ物の嗜好性にも知らずに影響を与えています。胃でのタンパク質の消化力が弱い方は、自然と肉をはじめとしたタンパク質をひかえ、炭水化物の食事が増える傾向があり、油の消化が悪い方は揚げ物をひかえ、ノンオイルを意識した食事をするようになります。消化力が弱いことを知らずに、タンパク質や脂質を意識してダイエットに取り組むと、最初はなんとか無理してタンパク質食材やプロテインドリンクを飲めても、徐々に消化力を超え、次第に腸内環境が悪くなり、違う不調に悩まされてしまうことはよくあることです。チェックリストが当てはまる方は消化力のサポートは必須です。

＼ダイエットの大敵、食後高血糖！／

食後高血糖チェック

- □食後に眠気が起きる
- □ＢＭＩ25以上
- □脂肪肝と診断された
- □中性脂肪が高いと指摘された
- □糖尿病もしくは糖尿病予備軍
- □パンや麺類・丼ものなど糖質をよく食べる
- □糖尿病家系だ
- □年齢が40歳以上
- □睡眠不足がある
- □夕食時間が遅い
- □朝食を欠食する
- □メンタル状態が悪い
- □ストレスが多い
- □糖質制限をすると調子がいいと感じたことがある
- □運動や身体を動かすことが嫌い

赤字 check は 1 つでも当てはまったら
黒字 check が 3 つ以上当てはまったら
64ページへ

食後高血糖は遺伝的な要因、内臓脂肪、年齢、食事の内容、食事のタイミング、ストレスや睡眠などのさまざまな環境要因が影響しています。食後の正常な血糖値の範囲140mg/dLを超えて高血糖状態が頻発すると、余剰な糖は脂肪として身体に蓄積され肥満の要因になり、また糖尿病とまではいかなくても、不調の原因や他の生活習慣病のリスクを高めます。一般の健康診断では見逃されやすい食後高血糖ですが、症状や食事パターンである程度推測することができます。最近では低GIダイエットもブームですが、調理法による影響や摂取後の血糖値変動に個体差があり、低GI食品だから安心ということではありません。食後高血糖のリスクを高める食習慣や生活習慣を見直すことで、改善していくことができます。

＼ダイエット後の不調があぶない！／

慢性疲労チェック

- □朝起きるのが辛い
- □倦怠感・疲労感が強い
- □寝ても疲れがとれない
- □低血圧傾向だ（収縮期血圧１００mmHg以下）
- □低血糖を起こしやすい
- □疲れているのに眠れない、昼夜逆転傾向がある
- □塩分への欲求が強い
- □睡眠の質が良くない（寝つきが悪い、夜間中途覚醒する）
- □コーヒーや緑茶などカフェインを含む飲料を1日に3杯以上飲む
- □月経異常や性欲減退がある
- □アレルギーがある
- □腹部周りが最近太くなった
- □やる気が出ない
- □食事の準備や片づけがとても大変
- □ストレスが多い

赤字 check は 1 つでも当てはまったら
黒字 check が 3 つ以上当てはまったら 74 ページへ

常に倦怠感があり仕事や家事をこなすことが大変な方が増えています。日々の疲れを年齢のせいと片づけている方も多いかもしれません。疲労は心身を休めるようにというメッセージであり、身体が発するアラームサインです。疲労の訴えがあっても病院では確立した治療法があるわけではなく、上記の不調を抱えながら気力のみでこなしている方がとても多いのです。疲労を助長してしまう原因のひとつに食事のとり方や栄養不足、睡眠不足などもあり、特にダイエットのためにと欠食や少食、ファスティング（断食）を行うと、疲労を助長させ、不調で日常生活さえ危ぶまれるケースもあります。これらのチェクリストが当てはまる方の背景には「副腎疲労」と最近では認知されてきた、病態があります。このタイプは無理は禁物です。

＼食欲コントロールにも影響！／

鉄欠乏性貧血チェック

- □月経量が多い
- □身長が急に伸びている
- □気分が落ち込みやすい・泣くことが多い
- □爪がもろく、へこみやそり爪がある
- □赤身肉など動物性タンパク質を食べることが少ない
- □胃の状態が悪い（ピロリ菌感染・萎縮胃・胃酸抑制剤の服用など）
- □動悸・息切れ・めまい
- □氷などの硬いものをかじりたい気持ちがある（異食症）
- □妊娠中・授乳中
- □成長期・月経のある女性
- □疲れやすい
- □甘いものへの欲求が強い
- □肌・粘膜などが弱い
- □喉の飲み込みが悪い（喉につかえた感じがある）
- □頭痛・肩こりがある

赤字 check は 1 つでも当てはまったら
黒字 check が 3 つ以上当てはまったら

84 ページへ

成長期、特に女の子は初潮の開始と身長が伸びる時期が重なりやすく、もっとも鉄不足や鉄欠乏性貧血になりやすい時期です。女性は成人男性と違い月経があり、鉄を意識した食事をしなければ容易に鉄欠乏になってしまいます。食事に気をつけても胃の状態などによって鉄の吸収率は変わってきます。鉄欠乏はエネルギー不足になりやすく、甘いものへの欲求が異常にでてきてしまいます。ダイエット中、食事に気をつけているにも関わらず、どうしても甘いものをやめられず、矛盾した行動をとってしまう方もいます。意思が弱いわけではなく、鉄欠乏性貧血によってエネルギーを産生するミトコンドリアの機能が低下し、身体がエネルギー不足と感じやすくなっているのです。この場合は、鉄欠乏の改善なくして、食欲をコントロールすることが難しくなります。

＼リバウンドしやすい人に多い／

基礎代謝低下チェック

- □低体温
- □食事の欠食・少食が多い
- □長年エネルギー制限のダイエットを繰り返している
- □厳格な糖質制限を行ったことがある
- □橋本病と診断されている
- □筋肉がついていない（筋肉量が減っている）
- □運動不足で座っている時間が長い
- □40歳以降の年齢
- □寒がり
- □手足が冷える
- □浮腫みやすい
- □便秘
- □疲れやすい
- □汗をかきづらい
- □太りやすい

赤字 check は 1 つでも当てはまったら
黒字 check が 3 つ以上当てはまったら

94 ページへ

自分では気がつきづらい基礎代謝の低下ですが、何となく太りやすくなった。というのは代謝低下の危険信号です。一般的に加齢に伴って基礎代謝量は低下しますが、その主な理由として徐脂肪量（骨格筋や臓器など）の減少や代謝率の低下、活動量の低下があげられます。体重だけに着目するのではなく、骨格筋量を維持させることがとても重要です。身体活動を活発に行うことは、エネルギーを消費させるだけではなく、筋肉量の減少を遅らせることにもつながります。また運動の際はしっかりとタンパク質を補うことも重要。安易なエネルギー制限は逆効果になる可能性があります。食べたら太りやすいため、食べない方向に走りがちですが、負のスパイラルから抜け出すには、少しずつエネルギー補給しながら、運動もとりいれましょう。

check タイプA

消化力低下タイプ

このタイプに当てはまった方は、左の漫画の女性のように過去に行ったダイエットの中でも糖質制限ベースの高タンパクな食事や高脂肪食で不調になった経験がある方かもしれません。

中高年の方に多いピロリ菌感染は、胃がんのリスクが上がるだけではなく、消化力にまで影響を与えていることは案外知られていません。なかにはピロリ菌感染していても無症状で胃痛があるわけでもなく、今までの人生なんとなく少食でいつも食欲がない。それが毎日のこととなってしまい、不調と自覚がない方もいらっしゃいます。

また長年タンパク質が不足した食事も消化力の低下の根源にもなります。その他、月経がある女性に多いケースとして頭痛や月経痛を抑えるために痛み止めの薬を定期的に服用している場合も、薬の副作用により胃腸障害が起きやすく、食欲不振となることもあります。ダイエットの王道「タンパク質を食べよう」という呼びかけは、消化力があってこそできること。消化力を超えるタンパク質の摂取は腸内環境を荒らしてしまう原因にもなります。タンパク質や脂質の量を増やしておならが臭い、ガスが増えた、膨満感、食欲低下、便秘、下痢などの症状はどれも消化が上手くいっていないサインです。

未消化のタンパク質が増えると腸内細菌叢のバランスを乱し腸管に炎症を起こしやすくなります。また交感神経が刺激されるストレスや、激しい運動も消化力を抑制します。

無理は禁物。自前の消化力を上げることは少し時間がかかりますので日々消化をサポートするアプローチをして、タンパク質も脂質もしっかり消化吸収できるようになりましょう。

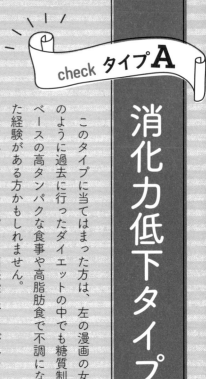

消化力低下タイプ

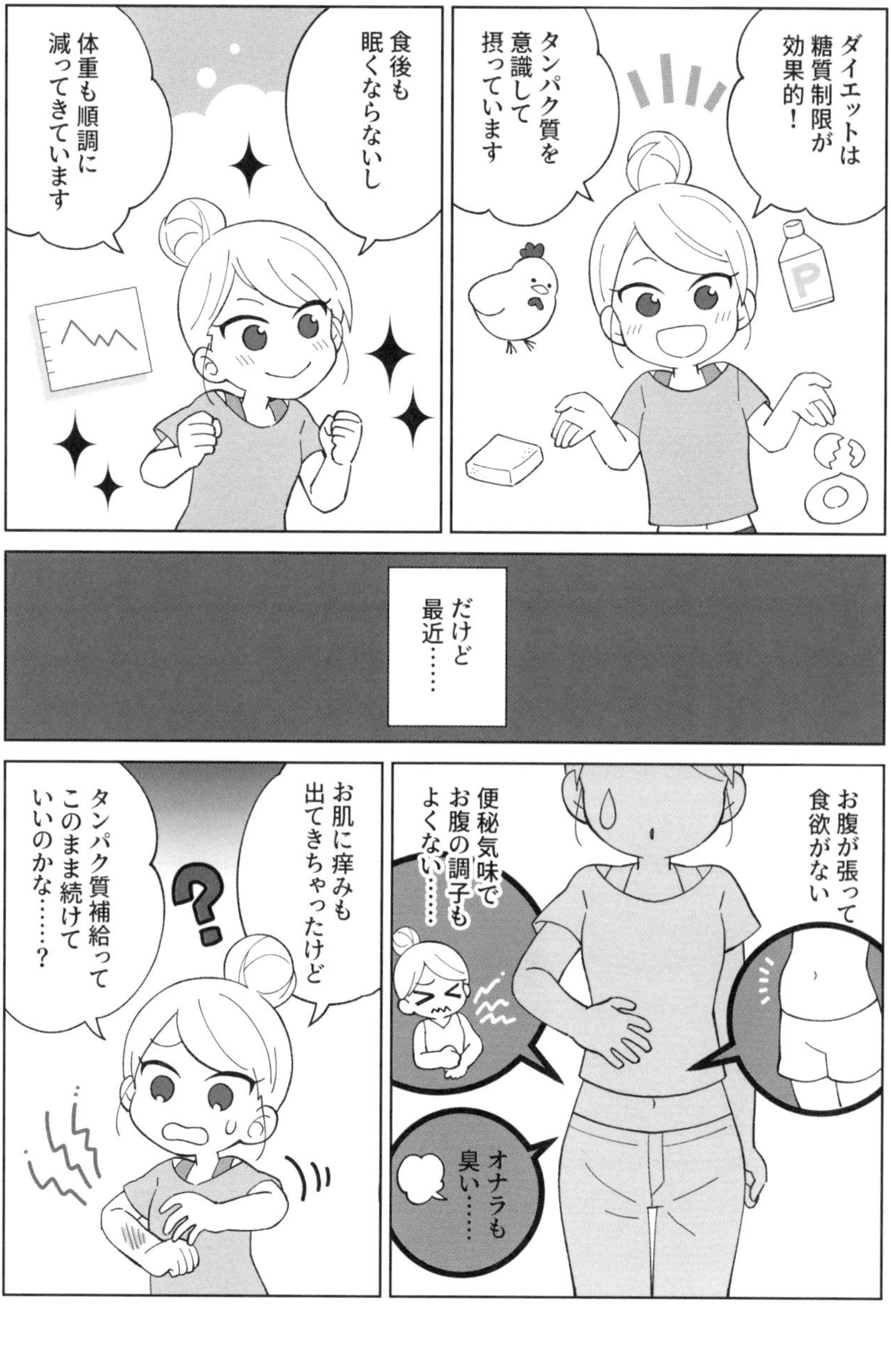
ダイエットは糖質制限が効果的！
タンパク質を意識して摂っています
食後も眠くならないし
体重も順調に減ってきています
だけど最近……
お腹が張って食欲がない
便秘気味でお腹の調子もよくない……
オナラも臭い……
お肌に痒みも出てきちゃったけど
タンパク質補給ってこのまま続けていいのかな……？

失敗ダイエット「食事量制限」

実例

痩せたけどイライラが止まらない！

30代　中学校教員

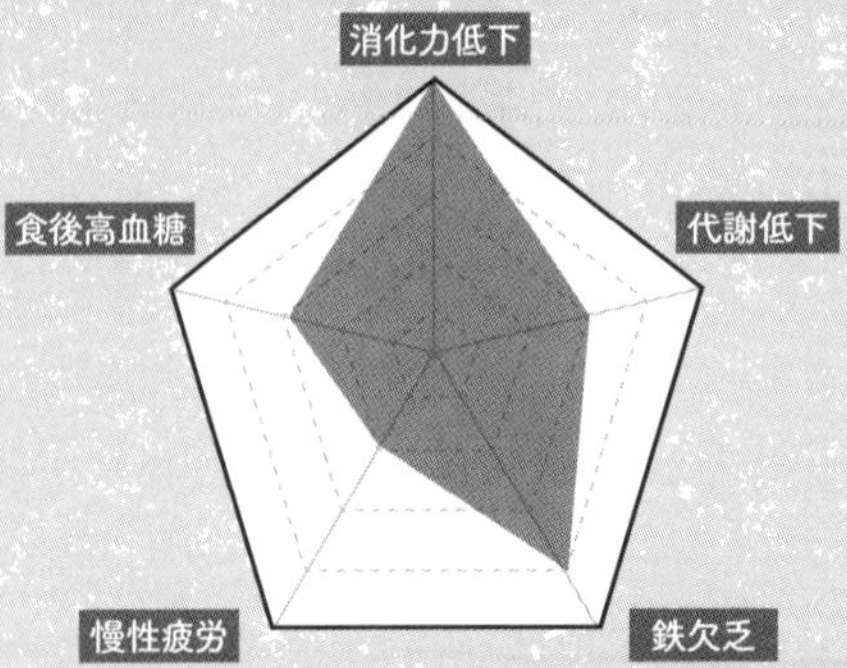

食事量を全般的に制限。体重は減少したが、体調不良やイライラ、空腹感が抑えられなくなってしまった。

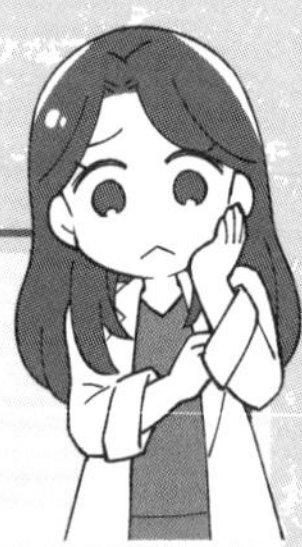

実践したダイエット方法

体力増強・健康維持・外見をよくして自信をつけるために体重を毎日記録し、食事量を制限した。

生活習慣・食習慣

朝食は簡単に作るか、夕食の残りで軽く済ますことが多かった。胃腸の調子が悪く逆流性食道炎と診断され胃酸抑制剤を服用しており、朝は食欲もなく、あまり食べられなかった。昼食は中学校教員なので学校給食で牛乳・パンや麺類も多く5分程度で早食い。全体的に食事量を少なくしていても、ついついストレスがかかると間食に清涼飲料水やスナック菓子といった矛盾した行動をしてしまうこともあった。夕食は揚げ物やスーパーの総菜の日も多かった。就寝は仕事で深夜12時を過ぎることも週に1～2回になっていた。

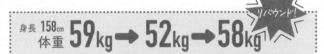

身長 158cm
体重 59kg ➡ 52kg ➡ 58kg　リバウンド！

ダイエット時の体調

胸のムカつきがあり逆流性食道炎と診断され胃酸抑制剤を服用していた。薬を服用していても胸の苦しさなどがあり、なかなか完治には至らなかった。子どもの頃から下痢をしやすく、大人になっても頻繁に下痢をしていた。当時は体質だからしょうがないとあきらめていた。落ち込んだりイライラしやすく、ストレスが多くなるとうつ傾向もあった。自分に今ひとつ自信が持てず、疲れやすかった。

食事量制限ダイエット
の落とし穴

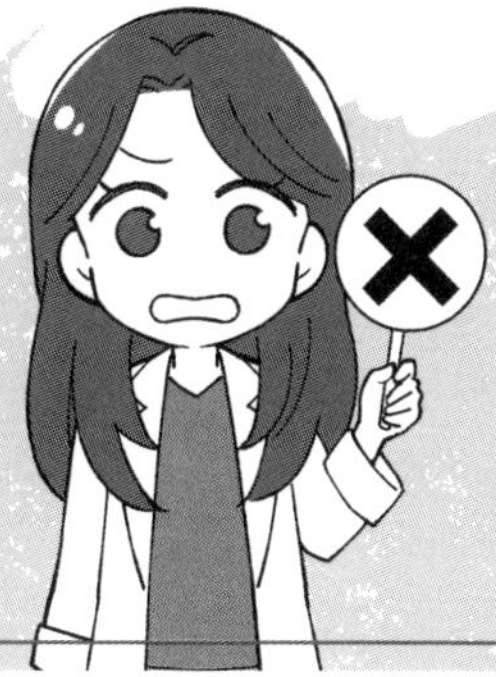

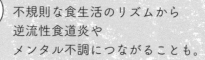

不規則な食生活のリズムから
逆流性食道炎や
メンタル不調につながることも。

消化力低下タイプの方は朝食時、食欲がないことが多く朝食でタンパク質をしっかり摂ることが難しい場合がほとんどです。そのため無意識にスムージーやパンとコーヒー、ヨーグルトや果物といったタンパク質の割合が少ない食事になりがちです。

また人によっては仕事などで夕食の時間が遅めになってしまい、寝る間際までお腹がいっぱいで朝になってもお腹がすかないといったケースも少なくありません。また食後すぐ横になってしまうことは、太る要因になるだけではなく食べたものが逆流しやすく、この方のように胸のムカつきなどが出て逆流性食道炎と診断されてしまう場合もあります。夕食の時間はなるべく早めに。遅くなる場合は分食し、夕方に主食を含む軽食をとり、残りの副菜を後で食べる工夫をしましょう。炎症を抑えるための**胃酸抑制剤は長期使用になるとタンパク質の消化が悪くなるだけではなく、胃酸が抑えられることで鉄や亜鉛といったミネラルの吸収も抑制されてしまいます。**男性でもミネラル不足になりやすいので注意が必要です。さらに有経女性の場合は月経が重なると、胃の不調が原因で重度の鉄欠乏になってしまいます。（**鉄欠乏タイプの対策は90ページ参照**）

この方はタンパク質の摂取量が少なめであった上に、食事量を全般的に減らしてしまったことで、エネルギー切れを起こしかえって過剰な食欲や疲労感、イライラなどのメンタルの不調にまで繋がったと考えられます。**昼食は麺類やパンなどが多く早食いとなれば食後高血糖により太りやすいだけではなく、血糖値の乱高下にもつながり**これもまたメンタル不調の原因のひとつになります。このようなタイプの方は突然高タンパク食やプロテインドリンクといった王道のアプローチ法を突然始めると、さらに腸内環境が悪化し、結果として長続きせずに終わってしまうことがほとんどです。

オーソモレキュラーダイエット導入例

オーソモレキュラーダイエットMAP

BEFORE ダイエット
食事量をやみくもに制限していた

→

オーソモレキュラー開始
小麦を中心に過剰な糖質を適度に制限する

→

改善
小麦・牛乳を控えたことでガスが減り、胃腸の不調が改善

↓

杜仲茶や消化酵素サプリメント、粘膜の修復のために亜鉛とビタミンAのサプリメントも一時摂取

→

改善
下痢や軟便が改善傾向になり、長年困っていた逆流性食道炎の症状が改善

→

逆流性食道炎の症状が改善され、胃酸抑制剤もいらなくなる

↓

改善
胃腸の調子がよくなったので、食事には卵などタンパク質の食材も意識してとりいれる

→

空腹感が無くなり、スナック菓子を食べる頻度が劇的に少なくなる

→

改善
不調も改善
食べ物の好みにも変化

↓

AFTER オーソモレキュラー
食べ物の嗜好性に変化!
「身体に良いもの」=「好きなもの」になった!

身長 158cm 体重 58kg ➡ 体重 53kg

体調も最高!

オーソモレキュラーダイエットを導入してみた感想

それまでの不健康な食事の嗜好がどんどん変わってきて「身体に良いもの」=「好きなもの」になっていました。また、以前より体力・気力が持続するようになりました。服のサイズがことごとく合わなくなってきたので、細身の服を少しずつ新調していくのが楽しい日々です。外見にも以前と比べて自信がもてるようになってきました。現在もストレス無く続けられています。

消化力低下タイプ 導入例

消化力低下タイプは消化へのアプローチが最優先

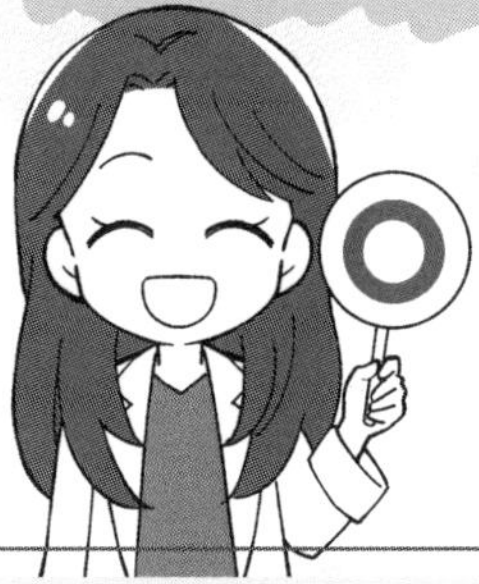

まずは胃腸を整えることから！
消化対策をしたことで
胃腸の不調も改善。
ようやくタンパク質も食べられるように。

　胃の不快感や便秘や下痢などの症状があって、ダイエットを成功させたい方はとにかく消化へのアプローチが最優先です。消化力がサポートされて初めて食事の選択肢が広がります。ここを一足飛びに抜かしてしまうと結果につながらないばかりか、55ページの女性のように体調をさらに悪化させてしまう可能性があります。

また**胃の不快感や食欲が出ないといった原因のひとつが「ガス」による膨満感のことがあります。**

この場合は内視鏡検査をしても特に目立った異常が発見されず、漫然と胃薬を飲んでいる人も多いかもしれません。ガスを多く発生させる食材（**高FODMAP食、63ページ**）にも気をつけましょう。

　この方の場合は小麦・牛乳・清涼飲料水を控え、ガスの発生を抑えるために胆汁の分泌を促す必要があります。胃腸の不調があると胃や腸にばかり目がいってしまいますが、実は肝臓の機能も大切で、過剰な細菌増殖を抑えガスの発生を減らす胆汁酸は肝臓で作られています。胆汁酸の働きについて詳しくは114ページも参考にしてください。

　杜仲茶、タンポポ茶はお手軽に食事にとりいれやすく胆汁の分泌をサポートしてくれます。この方も消化酵素サプリメントと共に使用したことで、膨満感が改善しました。胃酸抑制剤もやめられたことで、ようやくタンパク質をしっかりと消化できる準備が整ったともいえます。タンパク質の食材を食べられるようになったことで結果的にお菓子などへの欲求が減り、自然と食べ物の好みも変化していきました。

　胃の不調は胃酸過多と病院では診断され治療を受けている方がいる一方で、実際には胃酸がしっかり分泌されることで消化が促進し、不調が改善される人もたくさんいます。

消化力低下タイプの対策❶

消化力低下タイプの方は消化のサポートが必須です。消化対策は川で例えると上流からのアプローチが欠かせません。しっかりと咀嚼することがスタートです。早食いは満腹中枢が刺激される前に食べすぎることがありますが、逆にしっかりと咀嚼すると食べすぎを予防し、エネルギー消費も高まります。

胃ではタンパク質を消化しますので、ピロリ菌感染や胃酸抑制剤の使用は圧倒的に消化力を下げてしまいます。胃酸抑制剤は短期的に使用するものであって、長期で服用しているケースは注意が必要です。

まずは魚や豆腐を食事にとりいれることがおすすめです。もしくは、ミキサーを使って鶏のささ身と野菜を粉砕したスープなどにして、消化のいい形でタンパク質を摂り入れましょう。場合によっては消化力が低下している方には分子量が小さいアミノ酸やコラーゲンペプチドがおすすめなこともあります。コラーゲンペプチドはあまり癖がなく飲み物やスープに混ぜても使えます。アミノ酸のひとつであるグルタミンは消化管粘膜保護作用もあり胃腸が荒れている方は試してみるのもよいでしょう。まずは食事ありきで補足的に上手にとりいれてみましょう。

また最近ブームのダイエット法に「ケトジェニックダイエット」があります。この方法は厳格な糖質制限をして脂質とタンパク質メインの食事をします。体脂肪を燃やすことで脂肪酸を分解し、肝臓から「ケトン体」を作り出して、糖質の代わりにエネルギー源として働かせるというダイエットです。脂質を多く摂るということは、脂質の消化が上手くいっている必要があります。油物の食品で軟便や下痢、便器にベタつくような脂肪便が出ているような方や胆のうを摘出した方は、高脂肪食で不調になる可能性があり、ケトジェニックダイエットは向いていません。

成功のポイント

消化促進を意識する！

1 しっかり咀嚼する
（よく噛んで食べる）

2 酸味の食材をとりいれる
（消化を促す食材をとりいれる……112ページ）

3 消化酵素サプリをとりいれる
（杜仲茶・タンポポ茶・ミルクシスル（ハーブ）などもプラス……147ページ）

＼消化対策は上流からアプローチ！／

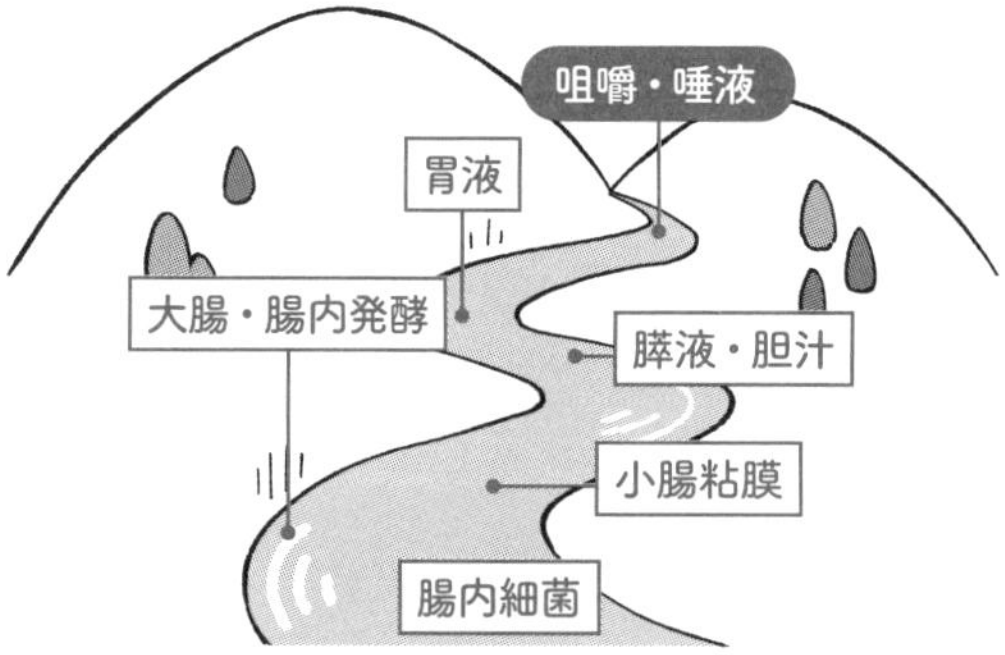

消化対策は、上流からアプローチしましょう。よく噛んでいない、胃酸が出ていない人が多いです。よく咀嚼することで、胃腸への負担が軽減されます。腸内環境が悪く王道の腸活が上手くいかない方も「上流からアプローチ」です。

注意点

消化にもっとも影響を与えているのは自律神経です。そのためストレス時や激しい運動直後などは交感神経優位になり消化が抑制されています。消化されていないと感じたらプロテインではなく、アミノ酸（BCAAやEAA）などの補給に切り替えると吸収されやすくなります。またピロリ菌感染していた方が除菌治療を終えたとしても、胃粘膜の炎症や萎縮などはすぐに改善されるわけではありません。粘膜の修復には亜鉛やビタミンAといった栄養素も必要になります。胃の状態を整えるにはこのような栄養素も意識して摂取しましょう。

消化力低下タイプの対策❷

食後にいつもお腹がポッコリ。おならやげっぷが多い。こんなことで困っている方いませんか？

これらの症状はガスが過剰に腸内に増えてしまうことによって起きているかもしれません。

その原因がＳＩＢＯ《シーボ》（小腸内細菌異常増殖症）。小腸は本来、大腸に比べ生息する細菌の数は非常に少ないのですが、この病態は文字通り小腸内に細菌が異常に増殖してしまっている状態です。異常増殖した細菌が食べ物を餌として発酵し、小腸で過剰なガスを発生します。また小腸で吸収されるはずの栄養素が上手く吸収されず栄養素の不足も招きます。

ＳＩＢＯ改善の鍵は低ＦＯＤＭＡＰ食と胆汁です。身体にいいと思って食べていた食材が、実はガスの発生源になっていた可能性があります。通常腸活に良いとされる食物繊維や発酵食品、プロバイオティクスでかえってガスが増えて、調子が悪くなる人がいます。思い当たる食材は少し控えてみるとガスや膨満感の症状が軽減されることがあります。反応している食材も人それぞれ。自分で食材を試しながら自分にとって合わないものを見つけましょう。

胆のうから分泌される胆汁には脂質の消化を助ける乳化作用の他に界面活性作用による腸の殺菌作用があります。胆汁の分泌を促すことで異常増殖している腸内細菌を減らし、ガスを抑えることが期待できます。また油物が苦手な方、糖質制限をして脂質摂取を増やした結果、下痢や軟便・便器にベタつくような便など腸の状態が悪くなってしまった方にも、胆汁分泌を促すアプローチは必須です。

実は胆汁の分泌が悪いと脂溶性ビタミンの吸収もうまくいきません。乾燥肌、ドライアイの要因になるビタミンＡ不足。アレルギーや免疫力の低下、うつの要因になるビタミンＤ不足の原因にもなります。

腸内で発酵しやすい糖質 高FODMAP食

＼特に反応しやすい避けるべき食品群一例／

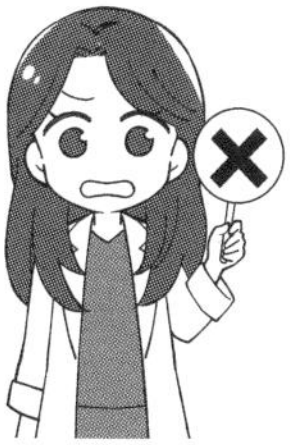

- × 小麦製品
- × 乳製品
- × 発酵食品
- × 豆類
- × ニンニク
- × タマネギ
- × キクイモ

ＦＯＤＭＡＰとはFermentable:発酵性、Oligosaccharides：オリゴ糖、Disaccharides：二糖類、Monosaccharides：単糖類、Polyols：ポリオールのこと。FODMAPとは発酵性の小腸で消化吸収されにくい糖質の略称です。ＳＩＢＯの方は高ＦＯＤＭＡＰ食を控えて、低ＦＯＤＭＡＰ食を意識してみてください。

胆汁分泌対策の 強い味方

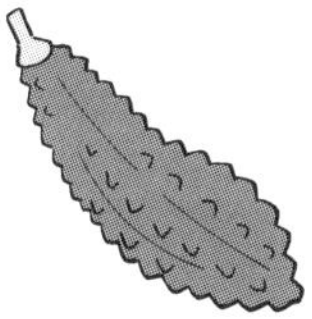

ゴーヤ

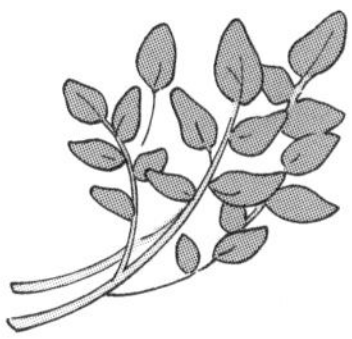

クレソン

ゴーヤ・ルッコラ・アーティーチョーク クレソンなどのような苦い食べ物

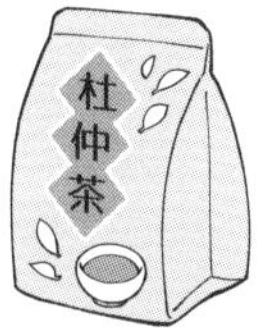

杜仲茶

食事の時に、杜仲茶、タンポポ茶などもおすすめ

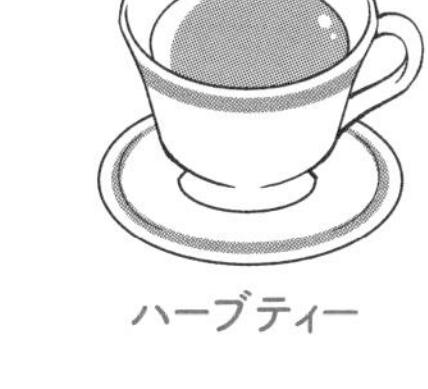

ハーブティー

カモミール・ペパーミントのハーブティーもガスを抑える効果があります。特に、ミルクシスルはSIBOの人には特効薬のようによく効く場合があります

check タイプB

食後高血糖タイプ

いくつチェックリストに当てはまりましたか？

このタイプの方は糖質を含む食事をとると血糖値が急上昇しやすい方です。またその後過剰なインスリン分泌があると血糖値は急降下します。高血糖により太りやすくなることはもちろん、血糖値がジェットコースターのように乱高下することで、精神状態にも影響しイライラや不安感などといった症状が現れる場合があります。その他、わかりやすいのは食後の眠気ですが、なかには眠気を通り越して仕事中や車の赤信号の待ち時間にでさえも、知らずに一瞬寝ていた。というようなことをおっしゃる方もいます。また食後高血糖は認知症の発症リスクを高める要因のひとつでもあり、高齢になる前から改善しておきたい病態です。実際の臨床の現場では物忘れや、記憶違いといった認知機能に関する訴えも少なくありません。血糖コントロールが良好になると症状が改善していく場合があります。

血糖値が高ければ病院で指摘されるので、私は何も言われていないので大丈夫。と思っている方もいるかもしれません。ところが、病院で指摘される段階は、すでにかなり病態が進んでいることが多く、本来はもっと早いうちから気がついて、食事や運動面から改善する必要があります。健康診断で測るHbA1cは過去1～2か月の血糖値の平均値を反映しているため、高血糖がある一方で、1日のどこかで低血糖がある場合は平均値であるため、高血糖は検査数値には反映されづらくなります。食後高血糖の方におすすめの血液検査項目がありますので、104ページも参考にしてください。

加齢もまた要因のひとつで、男女ともに40代以降は血糖値が上昇しやすい傾向があります。年齢とともに食事や運動のスタイルも変化させましょう。

食後高血糖タイプ

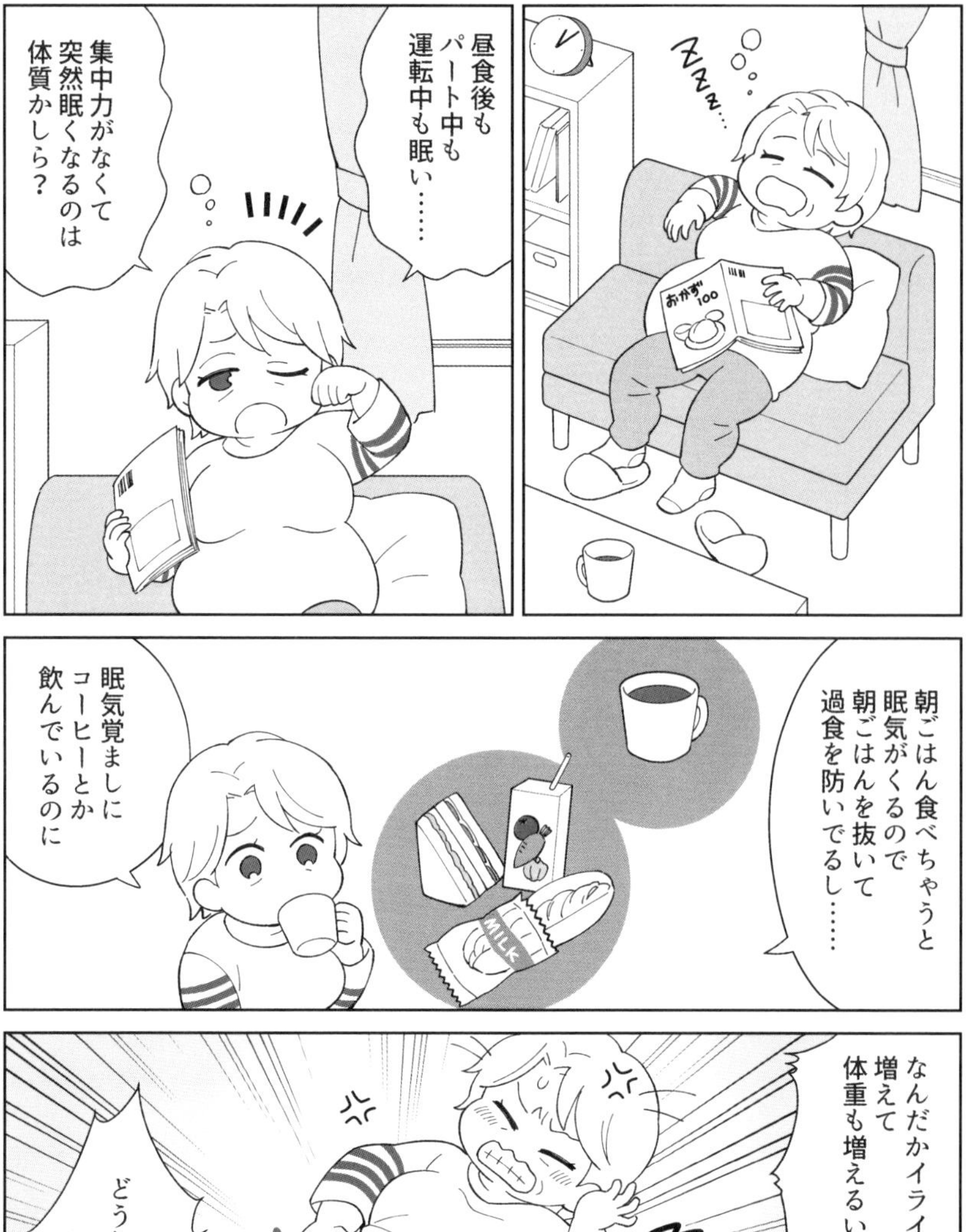
Zzz…
おかず100
昼食後も パート中も 運転中も眠い……
集中力がなくて 突然眠くなるのは 体質かしら？
朝ごはん食べちゃうと 眠気がくるので 朝ごはんを抜いて 過食を防いでるし……
MILK
眠気覚ましに コーヒーとか 飲んでいるのに
なんだかイライラも 増えて 体重も増えるいっぽう！
どうして!?

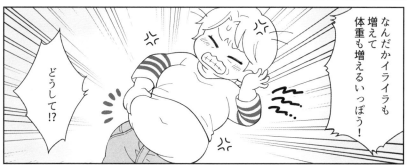

失敗ダイエット「**朝食抜き**」

実例

痩せないどころか逆に太る一方!

50代　主婦

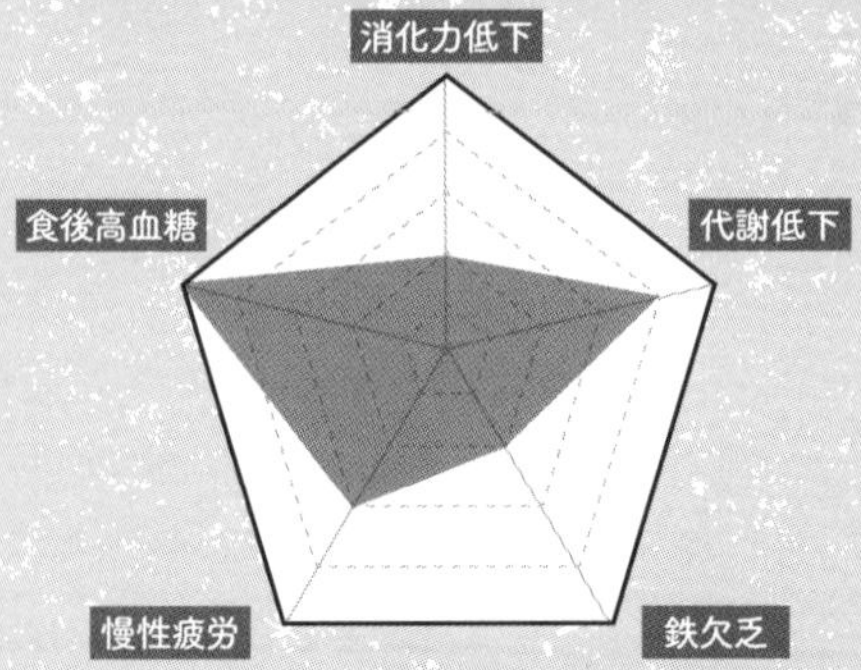

長年、食べなければ痩せると思い食事量を大幅に減らした結果、朝食を食べないのが習慣に。しかし、全く痩せないどころか逆に太ってしまった。

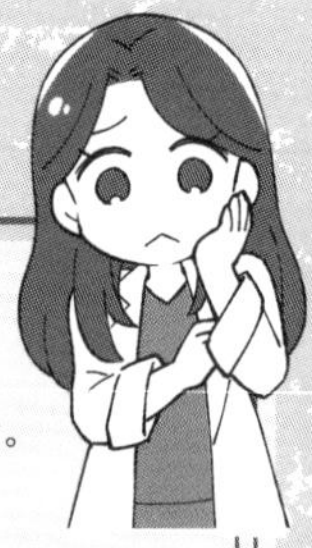

実践したダイエット方法

下剤の使用やグルコマンナンダイエットなどを実践。出産後は圧倒的に食事量を減らし、朝食抜きダイエットを続けていました。

生活習慣・食習慣

若い頃から朝食なし。昼食は外食で夕食はスーパーの弁当も多かった。仕事のため帰宅が22時近くで、自炊が面倒でポテトチップスと缶コーヒー、アイスクリームなどのお菓子で過ごすことも。結婚・出産後は家族には食事を作っても、自分の食事の朝食は食べないか、トースト1枚とコーヒー。昼食は前の日の残り物をつまむ程度やパンなど簡単に済ましていました。夕食は糖質制限をしていて主食のお米はほぼ食べず、肉は食べていても今思えば野菜の量が少なかった。お風呂上りにはついお腹がすいてアイスクリームを食べてしまうという矛盾したこともしていましたが、その習慣をやめられませんでした。運動は皆無。食べる量は少なくしているのに、太る一方だった。

身長 163cm
体重 63kg→61kg→63kg
リバウンド!

ダイエット時の体調

ダイエット中の若い頃はいつも疲れやすく、動悸、立ちくらみ、また走るとすぐに息切れ、顔色は土色で血色が悪く今思うと貧血症状があった。その後も、巻き爪、薄毛、便秘、イライラ、声がかすれやすいなど病院に行くほどではないけれども、不調が多かった。原因はよくわかっていませんが、このころ亜急性甲状腺炎も発症し、全体的に心身ともに弱っていました。食後はだるく、動悸が出ていました。

朝食抜きダイエット
の落とし穴

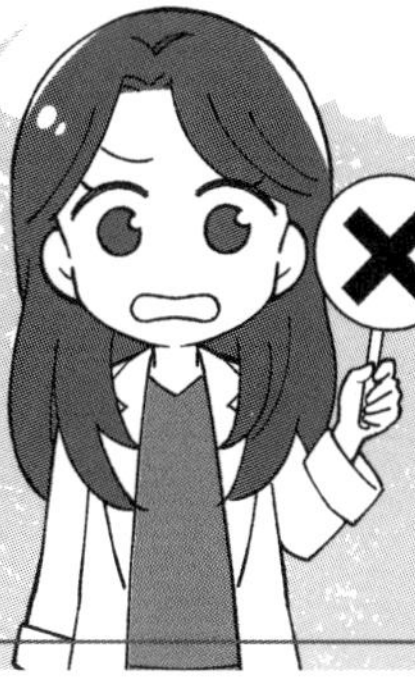

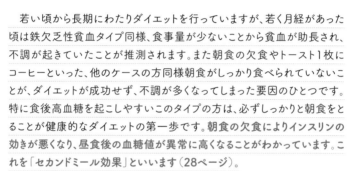

朝食を抜いていたことで、
血糖値の乱高下がおき、
さらにメンタル症状が不安定になっています。
意思だけで甘いものをやめるのは不可能です。

若い頃から長期にわたりダイエットを行っていますが、若く月経があった頃は鉄欠乏性貧血タイプ同様、食事量が少ないことから貧血が助長され、不調が起きていたことが推測されます。また朝食の欠食やトースト1枚にコーヒーといった、他のケースの方同様朝食がしっかり食べられていないことが、ダイエットが成功せず、不調が多くなってしまった要因のひとつです。特に食後高血糖を起こしやすいこのタイプの方は、必ずしっかりと朝食をとることが健康的なダイエットの第一歩です。**朝食の欠食によりインスリンの効きが悪くなり、昼食後の血糖値が異常に高くなることがわかっています。これを「セカンドミール効果」といいます（28ページ）。**

今回の場合はさらに昼食に外食が多くパンなどをとってしまうことが多かったため余計に昼食後の血糖値の急上昇と急降下があったことが推測され、そのことがイライラやだるさ、動悸に繋がっていた可能性が非常に高そうです。朝の食事はインスリンの分泌がよく、インスリンの働きが強いので、血糖値の上昇は夕食に比べ朝食に抑制されやすくなります。

食事の時間帯によっても食事からのエネルギー消費量は異なり、朝食の食事誘発性熱産生※は夕方・夜間よりも高く、また消化・吸収に大きなエネルギーが必要なタンパク質の熱産生は大きいため、朝食にトーストだけというのはダイエットの観点からはNGです。しっかりと朝食にはタンパク質を含む食事をとりいれましょう。何より欠食することにより1日に必要な栄養素が不足・欠乏しやすく、細胞の栄養状態を整えるオーソモレキュラーダイエットの観点からは欠食するダイエットはおすすめできません。

※食事誘発性熱産生
食事をとると体内に吸収された栄養素が分解され、その一部が体熱となって消費されます。そのため食事をした後、安静にしていても代謝量が増大します。食事をした後身体が温かくなるのは食事誘発性熱産生によるもの。

食後高血糖タイプ 導入例

オーソモレキュラーダイエットMAP

BEFORE ダイエット
朝食の欠食
食事量を減らす
主食を抜く
糖質制限

→

オーソモレキュラー開始
適切なタンパク質
糖質・脂質の
バランスのとれた
食事に変更

→

検査
リブレで血糖変動パターンをモニタリング

↓

結果
主食の炭水化物で血糖値が急上昇することが判明。朝食では血糖値が上がりづらいこともわかる

←

主食のご飯に
もち麦をプラス
主食のご飯を分食
豚バラなど脂質を控え
魚介類やヒレ肉
に変更

←

改善
野菜・きのこ類も食事に多くとりいれ、快便になる

↓

運動
リブレでモニタリング
しながら運動。
どの程度の運動で
血糖値が下がるか把握

→

結果
運動が継続できたため、血糖値が安定。同時に気がついたら健康的に痩せていた。代謝が上がり、汗をかくようになり、肌もきれいに。8時間睡眠を確保。8時間寝た次の日は必ず体重が減っていることも分かった

↓

AFTER オーソモレキュラー
食べても太らない身体になり、体脂肪は減少
朝の目覚めもよく、元気に充実した生活を送れるようになった

身長 163cm
体重 63kg → 体重 58kg

しっかり寝れて痩せた!

オーソモレキュラーダイエットを導入してみた感想

身体は年齢と共に変化するので、過去に成功したダイエットでも歳をとると全く通用しなかったり、同じものを食べ続けていたとしても同じような体型ではいられません。その時その時の自分に合わせた食事や習慣の見直しが必要だと思います。でも痩せたければどの年代も適切に正しく食べる事が大事ということを伝えたいです。

食後高血糖タイプは血糖値に注目

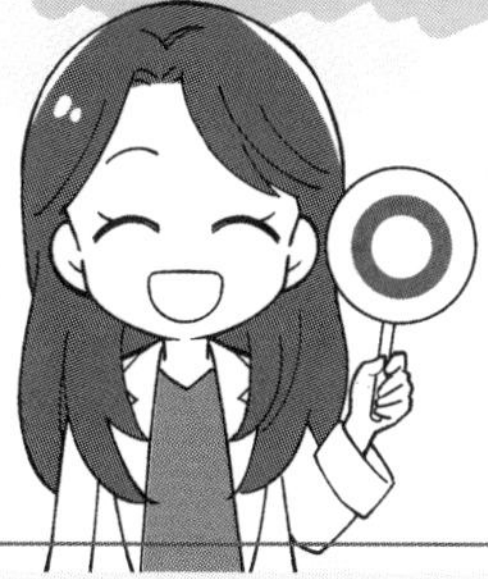

血糖値をしっかり把握して、
糖質をコントロール。麦ごはんや
野菜、きのこ類で食物繊維を
しっかり摂ってきれいに痩せる。

50代で閉経後の今回のケース、加齢とともに体質の変化を実感されています。若い時は鉄欠乏性貧血タイプのように食事量を減らし、減量に成功していた方も、年齢とともに体質は変わり同じことをしていても痩せない、また不調が増えるようになってしまいます。特に女性は閉経に向かって40歳代半ばからエストロゲンの分泌が急激に減少し月経周期が不定期になり始めます。急激な内分泌環境の変化は実は更年期症状のみならず、肥満、高血糖、脂質異常症、高血圧症、骨粗鬆症などの発症に関与しています。**加齢そのものが肥満や血糖値を上昇させる要因**のひとつなのです。生理的濃度のエストロゲンはインスリンの効能を高める働き（インスリン感受性）がありインスリン抵抗性の改善、食欲の調節にも重要な役割を担っています。そのためエストロゲンの分泌が低下する中高年の方は、今までの生活習慣をアップデートし改善していく必要があります。この年代の女性は気をつけなければどの方も**若い頃と違って血糖値は基本的には高値になりやすい傾向がでてくるので、運動習慣をとりいれることは必須**です。運動のタイミングは食べ始めから30分くらいまでにスタートすると血糖値の上昇を簡単に抑えることができます。ポイントは食後血糖値が上がりきる前です。食事1時間後に休憩した後では、効果は半減してしまいます。また食後の激しい運動は、かえって交感神経優位になりすぎて消化を抑制します。激しい運動はNGです。リブレでモニタリングすることをおすすめします。食後はすぐに片づけや洗いものなどをして、座りっぱなしにならないように。また睡眠も血糖値安定に大事な要素のひとつです。睡眠不足そのものが血糖値を上昇させる大きな要因になりますので、睡眠時間も確保しましょう。

食後高血糖タイプの対策❶

まずは自分の血糖値の状態を知ることがファーストステップです。最近では糖尿病患者さんの日常の血糖値管理用に「FreeStyleリブレ」というセンサーが発売されています。自宅にいながら14日間、いつでもどこでもグルコースの推移をおおまかに把握することができます。厳密には血液中のグルコースではなく細胞と細胞の間にある間質液中のグルコースの濃度を測っています。そのため血糖値と多少誤差もありますので、あくまでも食事によるおおまかな血糖の変動や空腹時・夜間の低血糖の状態を知るひとつの指標として認識してください。

このタイプの方は糖質ですぐに血糖値が上がってしまうので、まずは食べ順を意識しましょう。野菜→タンパク質などのおかず→最後に主食の炭水化物という順番を意識し、またカレーライスやパスタなどの麺類といった一品のみの食事の時には副菜としてサラダや味噌汁、スープなどをつけるようにしましょう。これだけで血糖値の急上昇は抑制されます。外食時もサイドメニューをオーダーしてみましょう。また甘いスイーツや白米のご飯、麺類、パン、ジャガイモなどの芋類が多くなるとすぐに食後の眠気や体重増加に繋がる傾向があります。1回の量を少なく分食、食物繊維を多めにタンパク質もしっかり摂り、主食の種類を変える。食べてしまったら食後に身体を動かす。これを習慣化すると血糖値が安定し、健康的なダイエットが叶います。血糖値が上がりづらい「もち麦」や「オートミール」を使ったレシピ（第3章参照）も参考にしてください。厳格な糖質制限は長期に及ぶと不調になります。一時的に減量できますがおすすめはできません。リブレでモニタリングしながらの運動はモチベーションアップになり継続しやすいのでおすすめです。

成功のポイント

血糖値に注目！

1 自分の血糖値の変動を知る

2 精製穀物やイモ類の摂取量に気をつける

3 食物繊維をしっかりとる（116ページ）

4 レモンや酢を上手に活用（112ページ）

5 食後のウォーキングや運動（142ページ）

6 睡眠をしっかりとる（138ページ）

食べる順番は「ベジファースト」

1. 野菜　2. おかず　3. 主食

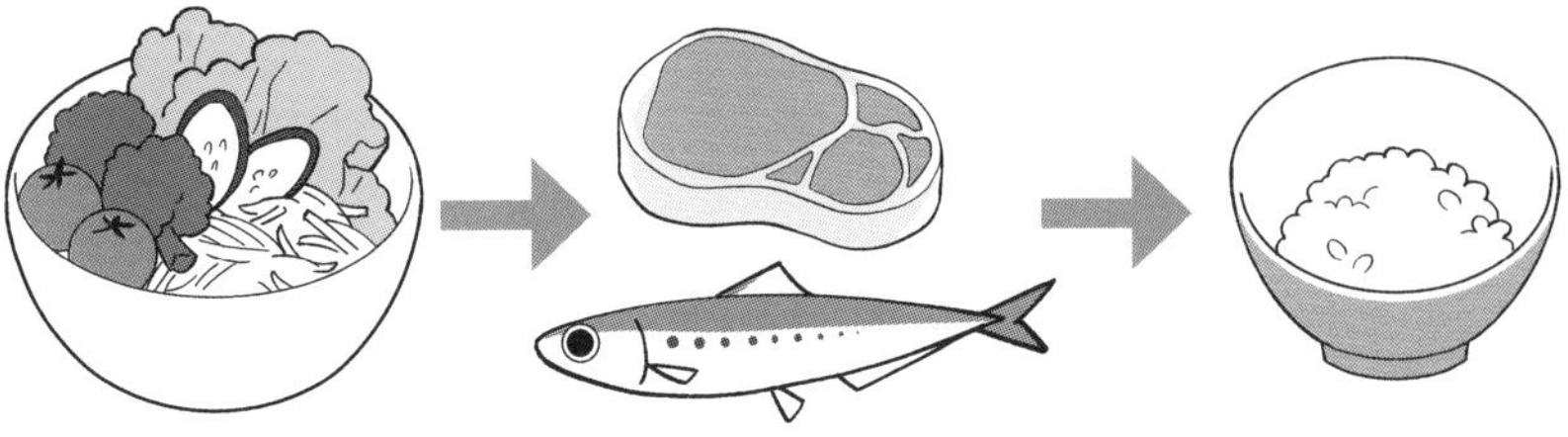

よく咀嚼して、野菜のおかずを5分、メインのタンパク質メニューも最低5分程度時間をおいてから、主食の炭水化物に進み、早食いを予防しましょう。

食後高血糖タイプの対策❷

手軽にすぐに始められることでは、食前のレモン水、また酢を1食あたり大さじ1（約15㎖程度）摂ることでも血糖値上昇を抑制する働きがあります。その際は甘い酢は避けましょう。特に食後の血糖値が上昇しやすい方は食酢の効果が強くみられ、血糖値の上昇が少ない方では、食酢の効果が弱かったとする研究結果があります。酢の食後血糖上昇抑制効果は血糖高上昇群により有意に認められたことから、食後高血糖タイプの方は酢を組み合わせた料理の工夫をしてみましょう。

また食事前・食事時にサラシア茶・桑の葉茶などのお茶も活用してみましょう。どちらも糖の吸収を穏やかにする作用があります。「サラシア」とは、亜熱帯地域に広く分布するツル性の植物。古代よりインドやスリランカにおいて注目され、飲料や熱湯で簡単に煎じて用いられたり、アーユルヴェーダ医学では糖尿病初期の特効薬として薬用に利用されてきました。有効成分には「サラシノール」と「コタラノール」などがあり、酵素（α-グルコシダーゼ）の働きを阻害し、多糖を単糖に分解されるのを抑え、糖を吸収されにくくする働きによって、血糖値の上昇を抑える働きが期待できます。食事前15～30分前に飲み始めてみましょう。桑の葉は食物繊維や現代人が不足しがちなミネラルも含み、消化にも欠かせない唾液促進作用もあります。ただしこれらも合う、合わない個体差があります。もともとお腹が張りやすく腹部膨満感や下痢などがある方、SIBO症状がある方（60ページ）には不向きなことがあります。万人に合うものはないのでご注意ください。

すでに血糖を下げる薬を服用している人や基礎疾患がある方は、主治医の方の指示に従いましょう。

酢の「万能ドレッシング」レシピ

基本の万能ドレッシング

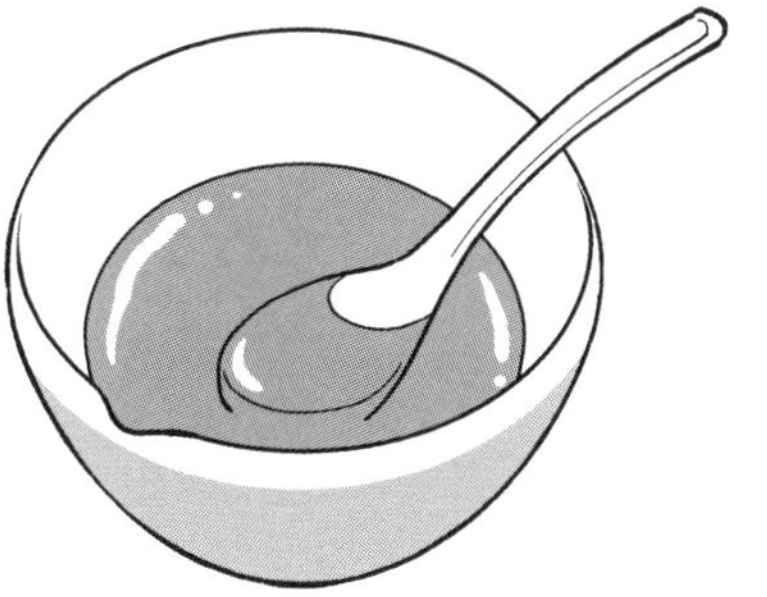

酢……………………… 大さじ1
醤油…………………… 大さじ1
油……………………… 小さじ1
（酸味が苦手な方は+ハチミツ小さじ1）

油の種類はこめ油、ごま油、オリーブオイル等お好みでどうぞ

6つのアレンジレシピ

基本の万能ドレッシングに加えてアレンジ

1. ＋ネギ（5cm程）みじん切りに ― 肉、魚、豆腐に合う
2. ＋林檎すりおろし大さじ1とニンニク少々 ― 焼き肉のたれに
3. ＋すりごま大さじ1 ― 野菜に合う
4. ＋練りごま大さじ1 ― 中華風に
5. ＋コチュジャン小さじ1 ― 韓国風に
6. 醤油をバルサミコ酢に替えて ― イタリアン風に

酢にもいろんな種類があります。米酢、りんご酢、黒酢、バルサミコ酢など。効能に大きな差はありませんが、それぞれ味の特長があります。お好みの酢をみつけるのも楽しいですよ。

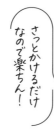

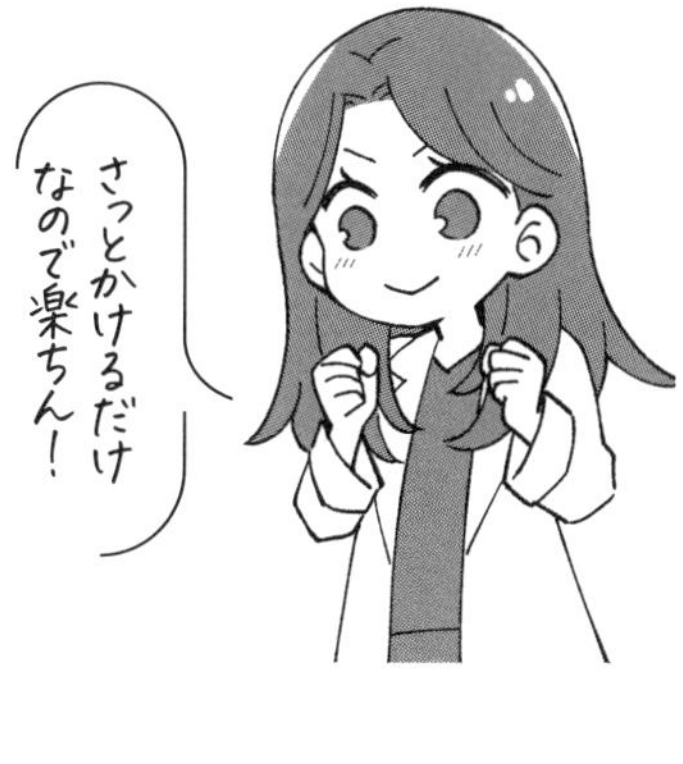

check タイプC

慢性疲労タイプ

このタイプの方はストレス状態が長く続き、仕事や家事にと頑張り続けてきた方によくみられるケースです。疲労レベルによって起きる不調は異なりますが、最終的に疲弊しきった状態では、低血糖や低血圧になりやすく、午前中に不調が現れはじめ、朝起きるのが辛く、会社や学校に通うのも大変になってきます。このような症状の背景には実はホルモンの分泌異常が関係していますが、周囲からは怠けているように見られてしまうこともあります。

ストレスを受けた時、脳から刺激を受けて分泌される代表的なストレスホルモンのひとつに副腎から分泌される「コルチゾール」というホルモンがあります。コルチゾールは日内変動があり起床時に分泌が高く、夕方から夜にかけて分泌は低下します。ストレスが長期化してくると、朝に分泌されるはずのコルチゾールの分泌が減少することにより、朝起きることが大変になります。夕方になれば健常者でもコルチゾール分泌が低めなため、不思議と元気になったように感じ、夜に活動的になり、ひどい人では昼夜逆転した生活になってしまう方もいます。

本来ストレスから身体を守り、血糖値の維持や血圧などの調節に必須なコルチゾールですが、ストレスがかかると初期から中期にかけては過剰に分泌され始めます。過剰なコルチゾールは筋肉を分解し、筋肉量の低下を引き起こします。またインスリン抵抗性も誘起し、それに伴いインスリンの過剰分泌によって、特に腹部周りに脂肪がつきやすくなる傾向がみられます。睡眠不足もまたコルチゾールの過剰分泌を引き起こしますので、食事だけのアプローチだけではなく、働き方やライフワークの根本的な見直し、睡眠や休養の確保がダイエットの結果を左右します。

慢性疲労タイプ

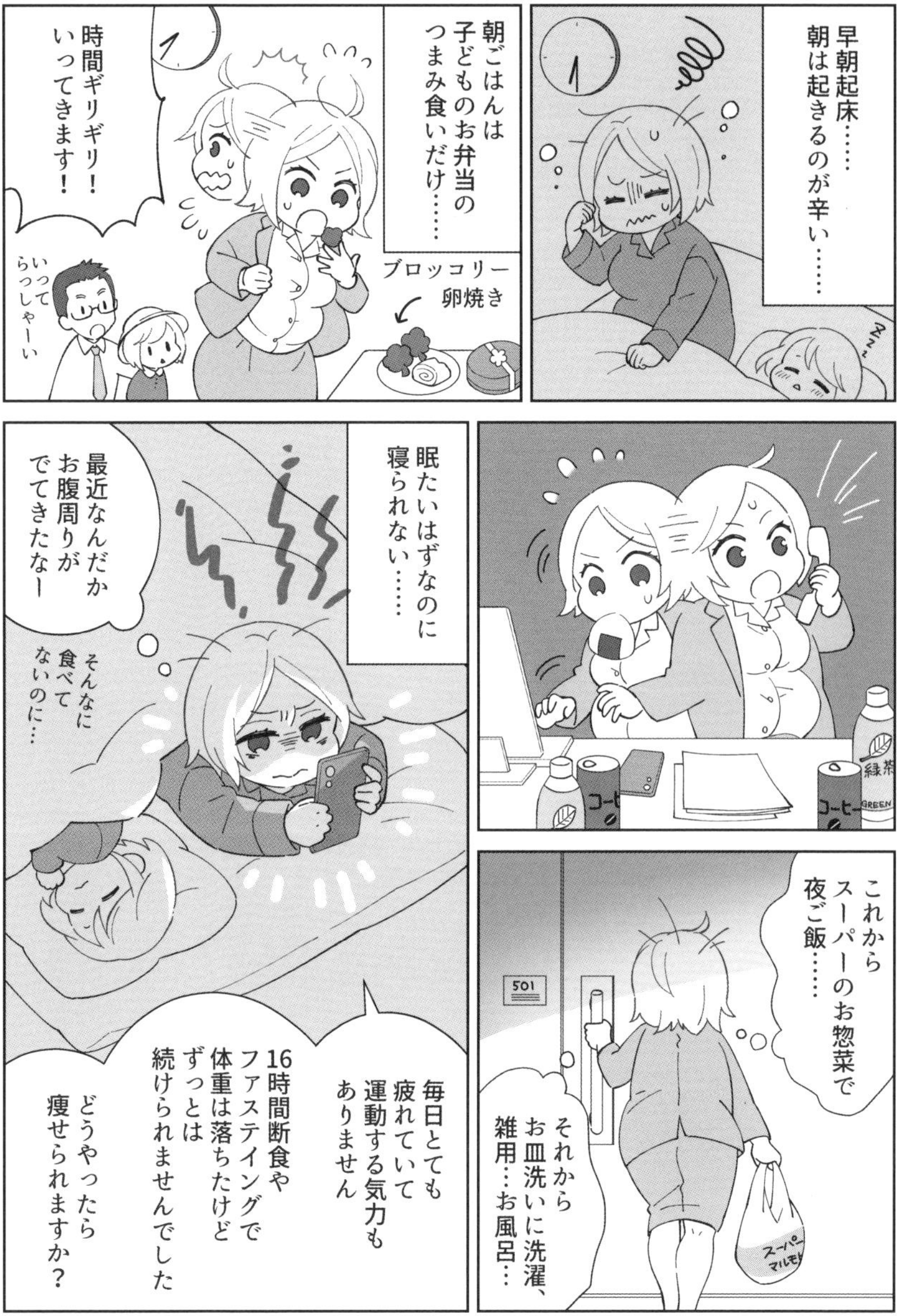
早朝起床……
朝は起きるのが辛い……
朝ごはんは
子どものお弁当の
つまみ食いだけ……
ブロッコリー
卵焼き
時間ギリギリ！
いってきます！
いってらっしゃーい
緑茶
これから
スーパーのお惣菜で
夜ご飯……
501
それから
お皿洗いに洗濯、
雑用…お風呂…
眠たいはずなのに
寝られない……
最近なんだか
お腹周りが
でてきたなー
そんなに
食べて
ないのに…
毎日とても
疲れていて
運動する気力も
ありません
16時間断食や
ファスティングで
体重は落ちたけど
ずっとは
続けられませんでした
どうやったら
痩せられますか？

失敗ダイエット「16時間ダイエット」

実例

体重減少でも体脂肪増加と慢性疲労

40代　主婦

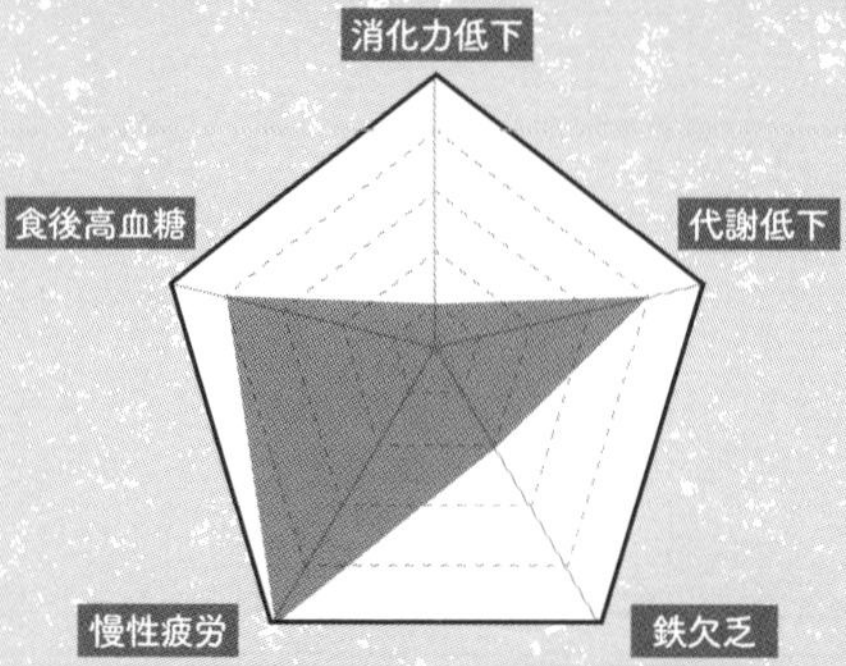

16時間ダイエットに挑戦。朝食抜きを始めて、1日1食・2食を続け体重は減少したが朝から疲れていて、気力もやる気もでない。

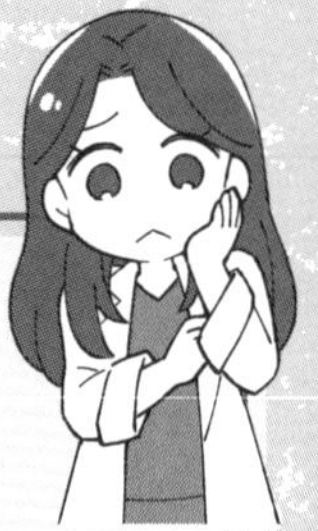

実践したダイエット方法

朝食抜きダイエット（16時間ダイエット）。
1日1食か2食。体重は減ったが逆に体脂肪は増加。
最終的にはリバウンドしてしまった。

生活習慣・食習慣

朝食はほぼ食べていなかった。昼食は炭水化物のみの時も多く夕食は普通の量を食べていましたが、お腹がすいている分ついつい量が多くなってしまう時もあった。日中にお腹が空いたらお菓子をつまんだり、コーヒーを1日2杯は飲まないと気が済まなかった。
長時間の外出では疲れて、帰りの車の中で、コーヒーや清涼飲料水やお菓子などがないと身体がもたなかった。1日に板チョコを1枚食べてしまうこともあった。

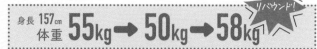

身長 157cm
体重 55kg → 50kg → 58kg

リバウンド!

ダイエット時の体調

とにかく朝から1日疲れていて、夕方過ぎから夜にかけて元気になるが、ダラダラと過ごし、メンタルの浮き沈みも多かった。気力が出ず、食後の眠気とだるさに悩まされる日々。自分に合っているかを考慮せずに流行りのダイエットをとりいれ、安易に朝食をぬいてしまった。意志の強さだけでダイエットを成功させようとしたが、身体が伴わず我慢を感じることが多く、イライラが増えていった。気持ちも落ち着かず、衝動的に甘いものがほしくなり、食べて気持ちの安定をはかり、その結果リバウンドしてしまった。

16時間ダイエットの落とし穴

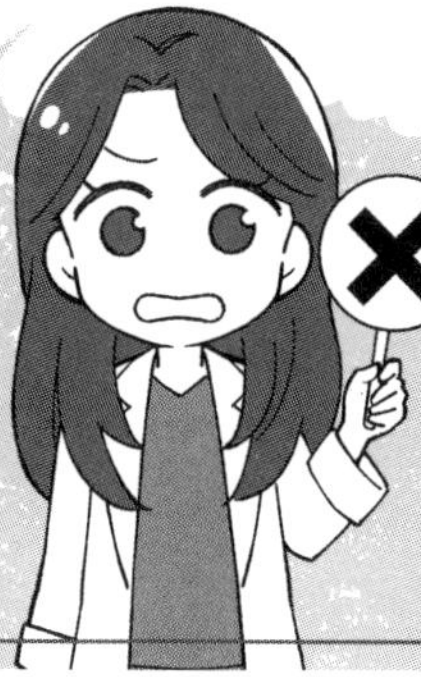

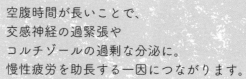

空腹時間が長いことで、
交感神経の過緊張や
コルチゾールの過剰な分泌に。
慢性疲労を助長する一因につながります。

最近1日のうち16時間は何も食べない、あとは自由に飲んだり食べたりしてもいいという「16時間断食」が話題です。我慢もリバウンドもなし、キツい運動も食事制限も、ストレスも一切ないということで、夢のようなダイエットにも聞こえるかもしれません。

ところが、今回のケースのように**体調を崩される方を見かけるのも事実**です。特に朝食を抜いてしまう身体への負担は予想以上にとても大きいのです。血糖は、空腹時でも一定の濃度に保つ必要があり、食べ物を摂取していない間や就寝中でも脳は活動しているので、その間肝臓に貯蔵されているグリコーゲン※を利用します。朝食を欠食してしまうとエネルギーが補給されないため、その代償として身体の中でコルチゾールやアドレナリンといった血糖値を上昇させるホルモンを分泌し血糖を維持しようとする働きが起こります。身体は脳の機能を第一優先に考え常に安定した血糖値を維持しようと働くわけですが、このようなストレス状態が長期にわたるとコルチゾールの分泌を調節する経路の機能異常が起こってしまい、慢性疲労症状が続きます。また**16時間空腹が続くことにより身体が異化（分解）に傾く時間が長くなるため低タンパクになりやすくなります。**

体内リズムの形成には1日3回の食事の中で、もっとも朝食が重要で体内時計のリセットに密接に関係しています。朝食を抜くことにより、体内リズムが乱れやすくなり、夜型の生活になりやすくなる傾向が示唆されています。朝に食事が入ってこないことによって、エネルギー不足から疲れやすさを感じコーヒーなどのカフェイン飲料への渇望や甘いものへの欲求が強くなります。体内時計に支配されているコルチゾールは、エネルギー代謝と密接に関係し、**口から規則正しく食事を摂取することが、ホルモンリズムを整えるためにとても重要**です。

※グリコーゲン
肝臓や骨格筋に食事から摂取した糖質をエネルギー源として貯蔵する貯蔵形態。

オーソモレキュラー
ダイエット
導入例

慢性疲労タイプ 導入例

オーソモレキュラーダイエットMAP

BEFORE ダイエット
朝食抜き
16時間ダイエット
慢性疲労に
悩まされる

→

オーソモレキュラー開始
いつ何を食べたとき
に身体がだるく
なるかをしっかり観察

→

結果
白米・小麦など炭水化物を食べた後に眠気とだるさがあることに気づく

↓

改善
小麦を控える
白米から
オートミール・もち麦
に変更

→

朝食をとり、
1日3食にする
動物性（肉類・魚類）
植物性タンパク質
をバランスよく補給
するように意識

→

ゆで卵や
小さめのおにぎりの補食
&
MCTオイルや
良質なエゴマオイル
を補給

↓

改善
お菓子やコーヒージュース・板チョコへの渇望がなくなり、自然と食べなくなり、アルコールも減少

→

ミトコンドリア
機能アップ疲労回復
に、ビタミンB群・
ビタミンC、鉄・亜鉛、
マグネシウム補給を
食事とサプリで摂取

→

改善
疲労が軽減・元気になる。外出時は家から手作り弁当や補食でエネルギー補給も意識するように

↓

AFTER オーソモレキュラー
代謝が上がり、食事の量は以前より増えているのに
自然に痩せていった！

身長 157cm
体重 58kg → 体重 52kg

食べても
自然に痩せた！

オーソモレキュラーダイエットを導入してみた感想

気持ちや意志だけではなかなか日頃の食習慣を変えられなかったと思います。栄養が整ったことで、心身ともに楽に食習慣を変えられることができました。コーヒーやお菓子への依存は、分子栄養学に基づくダイエットをとりいれたことで、無理なくその悪習慣もやめることができました。身体も心も楽になって、リバウンドがないオーソモレキュラーダイエットは本当におすすめできます。

慢性疲労タイプは正しい食生活を意識

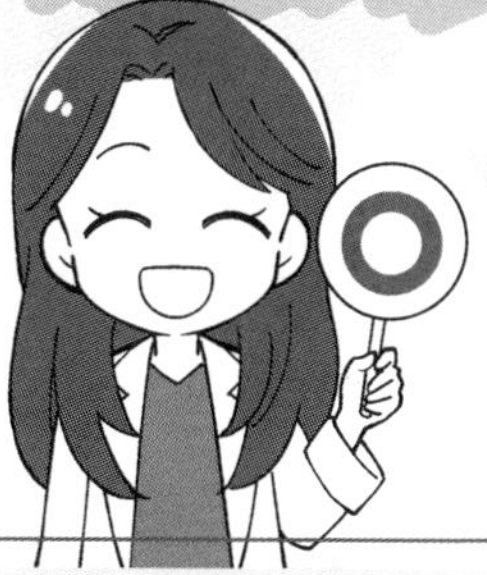

補食や分食でこまめな
エネルギー補給が大切。
炭水化物の種類を変更し
食べても痩せる身体に。

今回のケースは食後高血糖も起こしやすいタイプにも該当しているため、炭水化物を摂らないのではなく、種類を変えて分食を心がけました。

また自己流で挑戦していた**16時間の空腹状態は慢性疲労タイプの方には負担が大きいものになります。**特にストレスが長期にわたり、副腎からのコルチゾールの分泌が低下してきている疲弊期はコルチゾールの働きである血糖や血圧を上げる働きが弱まり、低血糖や低血圧を起こしやすくなります。長すぎる空腹時間は低血糖を起こしやすく、そのため糖質への欲求が増し、震え、頭がボーっとする、集中できない、やる気がでないなどと生活パフォーマンスが低下し不調が強く出てしまうことがあります。

まずは夜7時に食事をとった場合、次の日の朝7時には朝食をとり、長くても空腹時間は12時間までにとどめておきましょう。慢性疲労の程度がひどい人ほど、夕食から翌朝の朝食までの間に低血糖を起こしてしまいます。

寝るまでの間にボーンブロス（120ページ）やリンゴやキウイ、プチトマトなどをひとかけ、またハチミツを一匙など少量のエネルギー補給をしてみましょう。低血糖状態では寝つくことが難しく、夜間低血糖を起こしている場合が多いです。日中も同様に低血糖を防ぐために今回のようにこまめな補食が必要なケースもあります。このタイプの方はまず体調回復を目指しながら、無理のない範囲でダイエットに取り組むことをおすすめします。食事をとっていない間や就寝中の血糖値はホルモン分泌機能が回復するにつれエネルギー補給の回数を減らしても安定していきます。

自律神経や内分泌の中枢である脳の視床下部の機能低下はストレス、過度な運動、高度な肥満や痩せを伴う栄養状態の変化、急激な環境変化などによっても生じることがわかっています。痩せない背景には病気とまではいかないけれども、**正常ではないホルモン分泌異常が起きている可能性があります。**

慢性疲労タイプの対策❶

ストレスが多く慢性的な疲れがある方は食事量を制限しすぎたり、欠食することは不調を助長してしまうことになります。最近ではファスティング（断食）のメリットとして「オートファジー」という言葉が広く知られるようになりました。オートファジーとは簡単に言うと、古くなった細胞を内側から新しく生まれ変わらせる仕組みです。また長寿遺伝子を働かせるストレス因子のひとつに断食が有効である、という研究が発表されました。これらの情報から最近では安易に断食や欠食をする方を多く見かけます。

でもよく考えてみましょう。慢性疲労タイプの方のように強いストレス状態にある方や、今まで食事をしっかりとれていない低栄養状態の方など、個々の体質や体格、今までの食事・ストレスなどさまざまな状況を考慮せず、皆が一様にファスティング（断食）を安易にとりいれてしまうことは大変リスクがあります。

毒が毒にならない程度の量で刺激効果を現すことを「ホルミシス」と呼びますが、あくまでも適度なストレスが大切なのです。日々の過剰なストレスのうえに断食によりさらなるストレスがかかると対応できない方もいるのです。診察では慢性疲労タイプやもともと低栄養な方の断食や欠食の末、疲労感が強くなり、朝起きられず、代謝が下がり、不調が増えている方がたくさんいらっしゃるのを目にします。

身体は飢餓状態で低血糖があることもストレスと感じます。このタイプの方は小まめな食事や補食がとても大切です。特に朝起きるのが大変で、午前中の不調が多く、夜寝付けない方は朝食をしっかり食べて、体内リズムを回復させましょう。体内リズムの乱れから夜型の生活になることは、それだけで肥満のリスクや生活習慣病のリスクが上昇します。

成功のポイント

栄養とストレスケア

1 こまめなエネルギー補給

（補食・おすすめは食間にもボーンブロスを少しずつ飲む……103ページ）

2 朝食を食べる

（体内リズムを整える……108ページ）

3 副腎をサポートする栄養素の補給

（特にビタミンB群、ビタミンC、マグネシウムをはじめとしたミネラルなど）

4 十分な睡眠

（睡眠をしっかりとりましょう……130ページ）

5 ストレスケア

（森林浴・瞑想・深呼吸・軽めのウォーキングなど）

注意・NG事項

カフェインやアルコールの摂取は逆効果。

一時的に元気になったように感じても身体への負担はとても大きいです。

＼慢性疲労の方にオススメ漢方／

人参養栄湯

（ニンジンヨウエイトウ）

体力低下・疲労倦怠感・食欲不振・貧血・手足の冷え

がある方に

補中益気湯

（ホチュウエッキトウ）

体力虚弱、元気がない、消化機能低下、疲れやすい、食欲不振、虚弱体質、寝汗

がある方に

慢性疲労タイプの対策❷

慢性疲労タイプの方には、まずはこまめなエネルギー補給が欠かせません。エネルギー補給のひとつの選択肢としてMCTオイルもおすすめです。「MCT」の主成分、中鎖脂肪酸は、ココナッツやパームフルーツなどヤシ科植物の種子に含まれる成分で、母乳にも含まれている成分です。

中鎖脂肪酸を100%近く含む油をMCTオイルといいます。近年ブームになったココナッツオイルには、約60%の中鎖脂肪酸が含まれています。

MCTは、一般的な油（長鎖脂肪酸：オリーブオイルや菜種油など）に比べて長さが短く、水になじみやすい特長をもつため、水に溶けやすい糖やアミノ酸と同様に、小腸から門脈を経由して直接肝臓に入り、分解されます。エネルギー不足の方にとっては、すばやく消化・吸収され、すぐにエネルギーになりやすいのでエネルギー補給にとても適しています。また水に溶けやすい性質から胆汁酸により乳化される必要がありません。MCTはすぐにエネルギーになり脂肪を蓄積しにくいだけではなく、継続した摂取により筋肉中のミトコンドリアを増やす働きがあることがわかっています。ミトコンドリアは、私たちの身体を動かすためのエネルギー産生工場です。ミトコンドリアが増えることによってエネルギー産生が高まります。脂肪を効率良くエネルギーとして使うには、ミトコンドリアの機能や数はダイエットの結果に影響を与えます。MCTを摂取することで疲労回復、ダイエット効果も期待できるのです。また通常長鎖脂肪酸の燃焼にはカルニチンが必要ですが、MCTはカルニチンも必要としません。その他MCTには食事誘発性熱産生（食事をした後、安静にしていても代謝量が増大すること）を高め、筋量の保持や増進に対する効果も示唆されています。

効率の良いエネルギー補給
MCTオイル

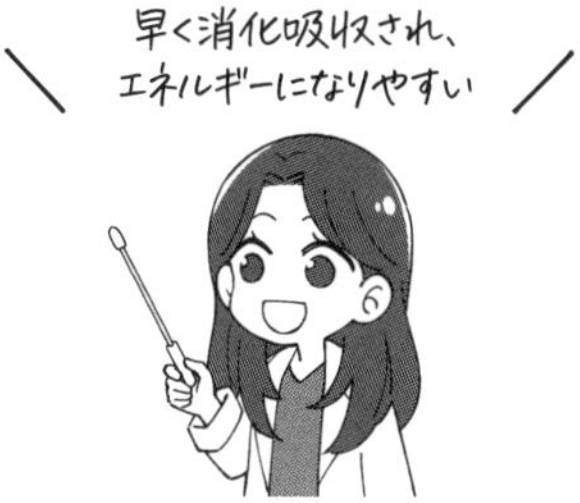

中鎖脂肪酸（炭素8個カプリル酸の例）

MCT（Medium Chain Triglyceride）オイル

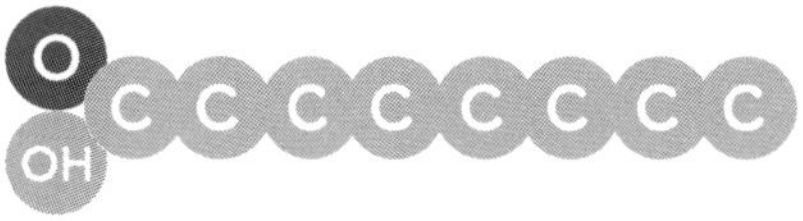

長鎖脂肪酸（炭素16個パルミチン酸の例）

一般的な植物油・魚油・牛脂・ラードなど

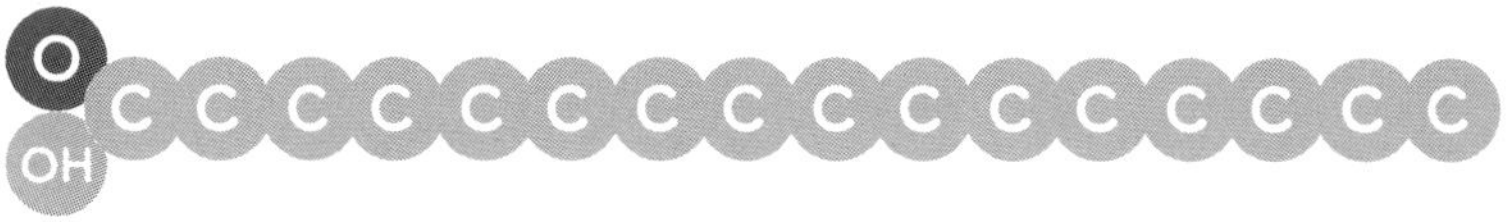

C 炭素　O 酸素　OH 水酸基

自然界で中鎖脂肪酸を多く含むのがココナッツオイル。ココナッツオイルの中には炭素数12個のラウリン酸（C12）も多く含まれています。炭素の数がカプリル酸（C8）、カプリン酸（C10）に比べ多く長鎖脂肪酸に近い性質のため摂りすぎると太ってしまうこともあるので気をつけましょう。

オススメは中鎖脂肪酸の中ではもっとも消化吸収がよく
エネルギーになりやすいC8（カプリル酸）オイルがおすすめ。

MCTのオイルが合わない方にはパウダータイプもあります。
MCTオイルには、持ち運びしやすいスティックタイプがあり、
外出時の飲食の時にも使えます。

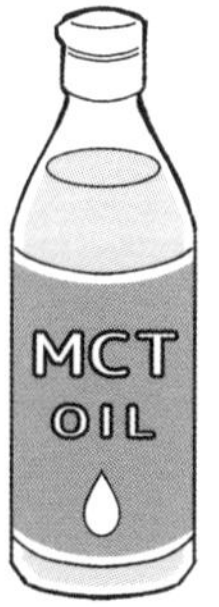

注意点

MCTオイルの摂取にも個体差があります。下痢などの消化器症状を訴える方もおり、とりはじめは3～5g小さじ1弱くらいを非加熱で食事にプラスするところから始めてみましょう。飲み物や味噌汁、サラダにかけてみることをおすすめします。問題がなければ少しずつ朝・昼・晩の食事のタイミングで回数を増やしてみましょう。少しずつ試しながら自分にとっての適量を見つけましょう。

check タイプD

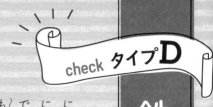

鉄欠乏性貧血タイプ

女性はこの鉄欠乏性貧血タイプのチェックリストに当てはまる方が多いと思います。月経がある女性にとっては鉄不足や鉄欠乏性貧血は常に隣り合わせです。ダイエットをしていて、頭ではわかっていても甘いものを食べたくなる衝動を抑えられない方はまずこのタイプを疑いましょう。鉄不足や鉄欠乏性貧血は私たちが思っている以上にさまざまな症状を引き起こします。しかし、まだこれらの知識は世の中の女性に知られておらず、この漫画に登場するような若い女性のダイエットのケースが増えています。すでにBMIは標準の範囲内、体脂肪も決して多いわけではない、でも今の自分の体重やスタイルには満足していないケースです。実際このような女性が目指している体重はBMIに当てはめると18・5未満の低体重の痩せすぎで、シンデレラ体重とも呼ばれています。食事量そのものを制限し、肉や脂質を極端に避け一見健康的のように見えるサラダや植物性タンパク質の豆腐や豆乳などを摂っているケースが多いです。最近では1食をファスティング（断食）用の酵素ドリンクなどに置き換えているケースも見かけますが、月経のある女性の極端な動物性タンパク質の摂取量の減少や食事量そのものの減少は、栄養素全般の不足、特にタンパク質、鉄や亜鉛といったミネラルが不足しやすく、月経不順、肌やメンタルトラブル、不眠、疲労感などさまざまな不調の原因になります。貧血を改善する大前提として鉄だけではなく、その人に見合ったエネルギーが足りていることが大切です。貧血改善にはタンパク質も必要ですが、エネルギーが足りていない場合タンパク質も、エネルギーとして使われしまい赤血球を作る材料として有効利用されません。食事量そのものの見直しも必要です。

鉄欠乏性貧血タイプ

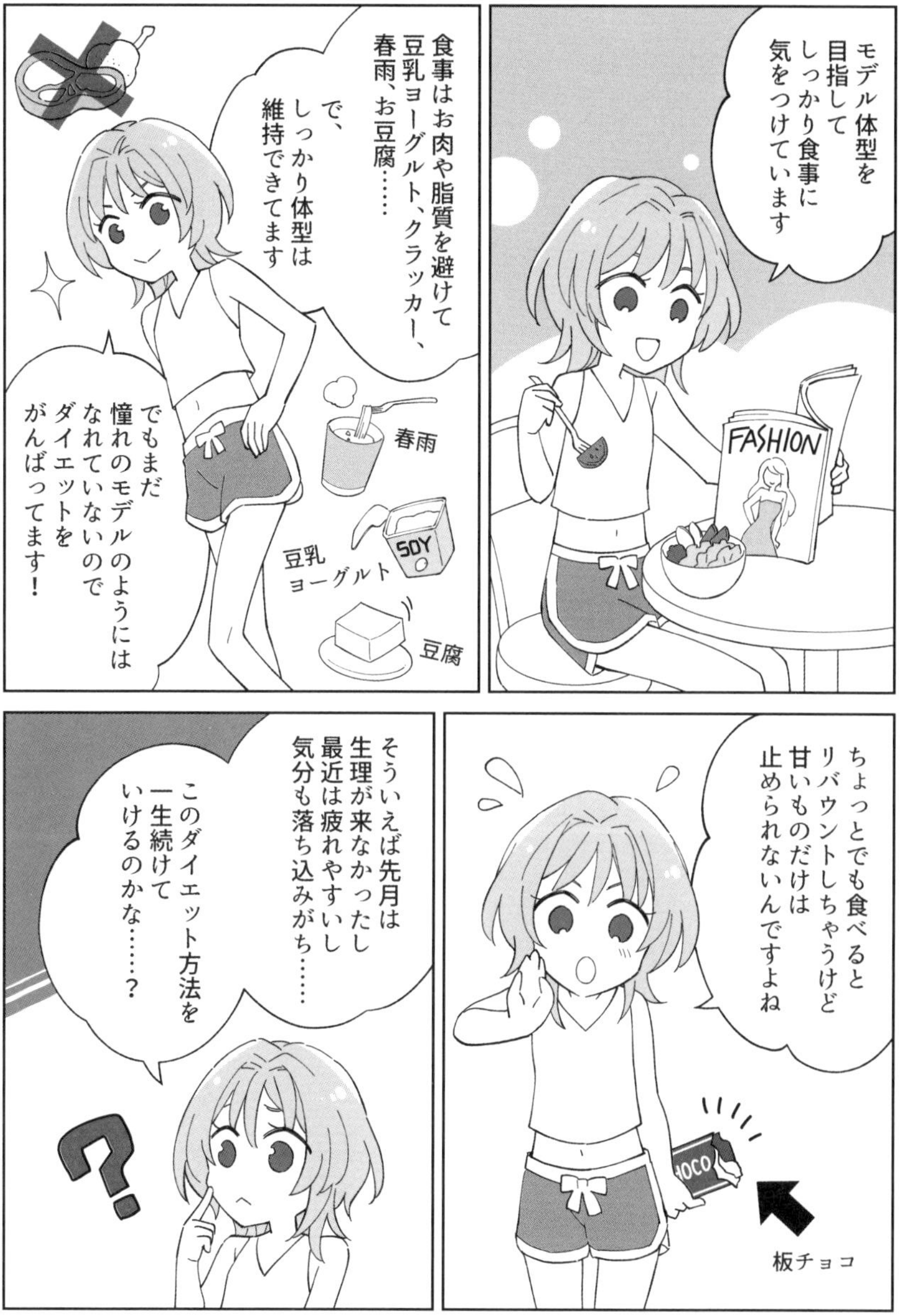
モデル体型を目指してしっかり食事に気をつけています
FASHION
食事はお肉や脂質を避けて豆乳ヨーグルト、クラッカー、春雨、お豆腐……
で、しっかり体型は維持できてます
でもまだ憧れのモデルのようにはなれていないのでダイエットをがんばってます！
春雨
SOY
豆乳ヨーグルト
豆腐
ちょっとでも食べるとリバウンドしちゃうけど甘いものだけは止められないんですよね
板チョコ
そういえば先月は生理が来なかったし最近は疲れやすいし気分も落ち込みがち……
このダイエット方法を一生続けていけるのかな……？

失敗ダイエット「食事制限」

実例

痩せたけどイライラが止まらない!

20代　フリーランス

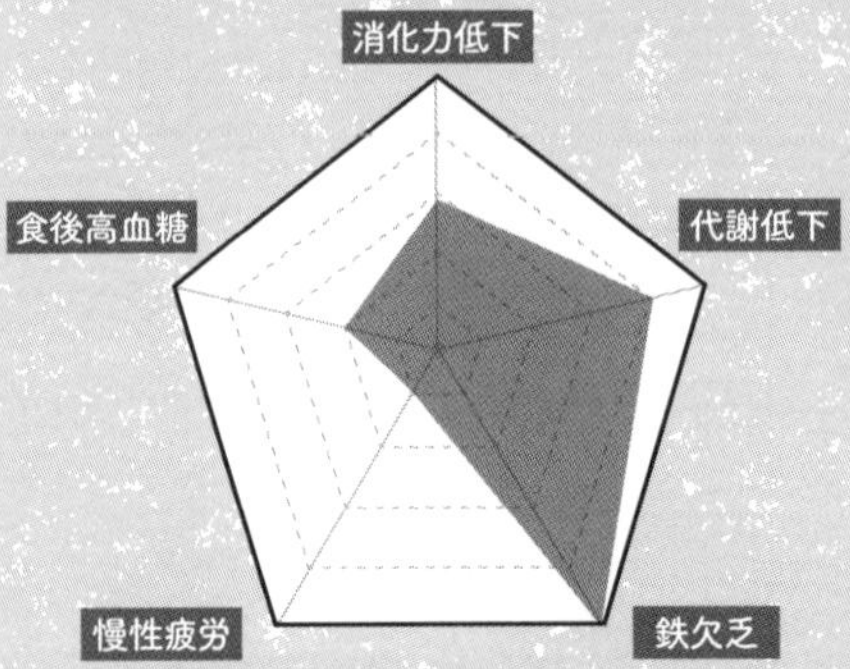

モデル体型にあこがれ19歳から10年間、食事制限ダイエットを中心にさまざまなものを実践。肉食を避けていた時期も。日々、便秘や生理痛、頭痛に悩む。

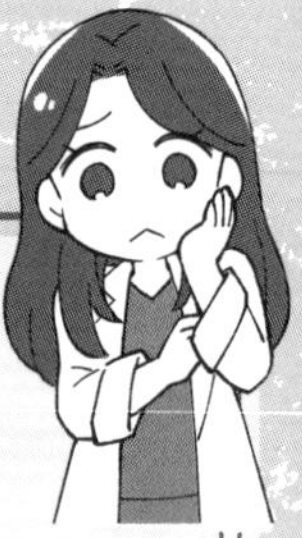

実践したダイエット方法

21歳頃に精神的落ち込む事があり、2、3か月食事がまともに食べられなくなり、その時に体重が-5kg落ちた。胸も痩せたが、お腹が痩せた事が嬉しくて、肉など太りそうなものを食べないダイエットを継続していた。

生活習慣・食習慣

とにかく食事を減らしていました。(よく自炊で食べていたものは豆腐、ツナ、アボカド、白滝)。外食時は肉や油脂は太ると思っていたので避け、カロリーが控えめなもの、太らなそうなものを選んで食べていた。その一方で異常な糖質への欲求があり、月1回はスイーツビュッフェに行き好きなだけケーキや甘いものを食べ、自宅には常時お菓子の買い置き。全体的に圧倒的に食事をとっていなかったので、糖質の過剰摂取でもこのころは体重は増えなかったが、年齢とともに少しずつ体重が増えるように。

身長 158cm
体重 **52kg ➡ 44kg ➡ 53kg** リバウンド!

ダイエット時の体調

常に飢えている感じで甘いモノを見ると、食べたい欲求が強く出てきた。もともとあった便秘がダイエットによりさらに悪化。毎日排便はなくコロコロ便(自宅で腸内洗浄を行うことも……)。ヒステリーをよく起こしていた。毎日眠くてだるいが夜になると元気。夕方から夜にかけて焦燥感、冷や汗や手の震えなどがあり、身体が冷えていて、水分もあまり飲みたいと思わなかった。生理痛もひどく、1〜2か月に1度、目の奥から痛むひどい頭痛もあった。

食事制限ダイエットの落とし穴

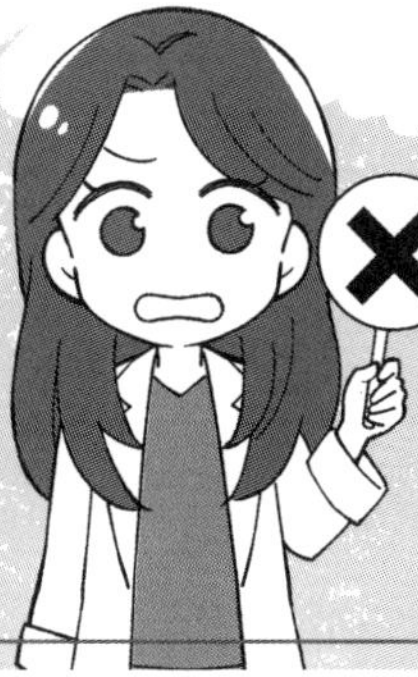

食事量の少なさから
タンパク質が圧倒的に足りず
鉄欠乏を助長してしまっています。

今回のケース、食事量が少ないだけではなく、その内容も動物性タンパク質である肉などが圧倒的に少ないことが鉄欠乏を助長してしまったひとつの原因と考えられます。鉄不足による不調は25ページで説明した通りです。鉄は身体のさまざまな場所で重要な働きをしています。特にエネルギー産生に必要不可欠ですので、**鉄不足や鉄欠乏がある女性はとても疲れやすく、すぐにエネルギーとなる糖質への欲求が異常に高まる傾向があります。**

日本人若年女性を対象とした研究では、3日間の食事摂取量（エネルギー摂取量）の制限は、体重・体脂肪を減少させた一方で、食事からの鉄吸収や鉄の再利用を阻害する「ヘプシジン※」の分泌を亢進させています。特にその変化は低糖質条件の食事では顕著でした。短期間でもヘプシジンの分泌亢進がみられることから、長期的な制限ではさらに鉄代謝に影響を及ぼし、結果として鉄欠乏を誘発する可能性が示唆されています。

成人男性は少々無理なダイエットをしても不調を感じづらく、メリットの恩恵をうけやすい一方で、**成長期の子どもや月経のある女性は、常に「鉄欠乏」になりやすい状況であり、栄養バランスが負に傾きやすい栄養素のひとつであること**をしっかりと理解しなければいけません。また驚くべきことに鉄欠乏性貧血と脂質代謝についてマウスの研究では、鉄欠乏食マウスでは、貧血、餌の摂取量減少またそれに伴う成長抑制、心臓の肥大などが見られ、さらに脂肪肝を呈していたことが示されています。脂肪肝というと暴飲暴食をしている人がなるものと思っている方も多いかもしれませんが、鉄欠乏により脂質代謝異常も引き起こしてしまう可能性がこの研究から示唆されています。脂肪肝はインスリンの効きが悪くなるインスリン抵抗性の原因にもなります。また今回のケースも血糖値の乱高下が、さらに糖質依存やメンタル不調を招いてしまった要素になっていることが推測されます。

※ヘプシジン
鉄代謝制御の中心的役割を担っているペプチドホルモンで
血清鉄濃度の恒常性を保つように、また、身体が鉄過剰に陥らないように作用している。

オーソモレキュラーダイエットMAP

BEFORE ダイエット
食事量を減らす
肉や脂質を避ける
お菓子は食べる

→

オーソモレキュラー開始
少量頻回食を意識
タンパク質や適切な糖質・
脂質を意識した食事
1回量を少なくして
7〜8回に食事を分食

→

食間に
ボーンブロスを
こまめに飲む

↓

改善
体感がよくなり、
メンタル状態が安定

←

鉄玉子・鉄の調理器具
レバーなど鉄を含む食材
鉄のサプリメントで
鉄の補給を心がける

←

改善
甘いものを食べたいという欲求が全くなくなる

↓

改善
今までの不調が
大幅に改善

→

改善
しっかり食べても太らない身体になる
メンタル状態がよくなったことで
異常な減量への執着がなくなる

↓

AFTER オーソモレキュラー
食べても太らない身体になり、
減量への執着が消え、健康的な体型に!

身長 158cm
体重 53kg ➡ 体重 49kg

健康的な体型に!

オーソモレキュラーダイエットを導入してみた感想

以前は、とにかく体重を減らす事だけに必死でした。今はしっかり食事をとっていても体重は増えません。「痩せて美しく、キレイになりたい」。これは全ての女性が願う事だと思いますが、適切な食事をとり細胞レベルで栄養が整うことは、美しくなる為には必要不可欠だと気づきました。いかに心と身体を健康にする為の栄養をとりいれるか。が重要です。若い頃は食べなければ確かに簡単に痩せやすく、不調もそこまで気にならないかもしれません。しかし、それが10年20年先となった時、長年の栄養不足が甲状腺機能の異常やさまざまな不調の根源になることが分かりました。

鉄欠乏性貧血タイプは
鉄を含む食材を意識して摂取

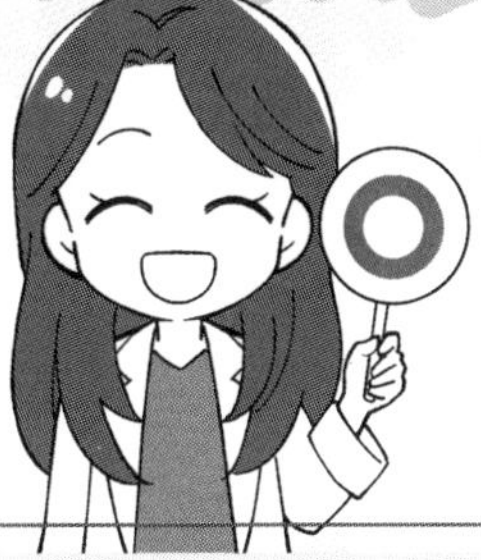

食欲がなく1回の食事量を増やせないなら、
分食しましょう。
分食やスープで糖質への欲求が抑えられます。

食事量の減少、さらにタンパク質の摂取量が少ない期間が長い場合は消化力も低下し、食欲も低下してしまう傾向があります。また**鉄欠乏があること自体も食欲不振を招きます**。そのため1度に食べる量もそんなに多くは食べられないことがほとんどです。この場合は今回のケースのように1回あたりの食事量を少なくして、**少量頻回に食事をとることが効果的です**。食事の炭水化物の1回量を複数回に分けることで血糖値の急上昇を抑えることができます。一口サイズのおにぎりはおすすめです。それでもあまり食べられないといった方は、**ボーンブロス（120ページ）のような栄養満点のスープを少しずつ飲んでもらうことで、糖質への欲求を抑えることにも役立ちます**。また、鉄はまずは食事の中で意識してくことがとても大切です。吸収効率のいい鉄はやはり赤身肉などの動物性タンパク質に特に多く含まれています。レバーは嫌いという方でも、子どもの離乳食用に売られているレバーパウダーは、食事の中に混ぜ込んで使うと案外食べられます。

鉄サプリメントの使用は人によっては胃のムカムカ感や便秘など胃腸障害が出てしまうことがあるので、少量から始めて少しずつ体調に合わせて増減してみましょう（155ページ）。

鉄は代謝を司る甲状腺にも影響を与えます。甲状腺ホルモン合成過程における主要な酵素には鉄が必要です。ラットの研究では鉄欠乏がこの酵素の活性を低下させてしまうという結果もでており、代謝を上げるには鉄欠乏は必ず解消したい要素のひとつです。また、鉄は幸せホルモンであるセロトニンの合成にも関わります。不足や欠乏があると自分に自信がなくなり自己肯定感が下がってしまいます。**鉄欠乏が解消されていくことで、この方のようにコンプレックスが軽減され、自分への認識もおのずと変化していきます**。シンデレラ体重ではなく、健康的な適正体重を目指し、健康的なオーソモレキュラーダイエットをとりいれてください。

鉄欠乏性貧血タイプの対策❶

鉄の需要が高まる成長期の子ども達や、鉄の喪失量が増える月経がある女性は、よほど意識しなければ、鉄不足や鉄欠乏性貧血に容易になってしまいます。これはダイエットに取り組むにあたって成人男性と大きく異なる個体差ということを押さえておく必要があります。

エネルギー産生に必要な鉄が不足している場合、食事量を減らすダイエットは疲労や糖質依存の原因になりえます。さらに食事内容の偏りは鉄不足を助長しますので、肉を極端に避ける玄米菜食などは重度の鉄欠乏性貧血のリスクを高めます。鉄欠乏性貧血タイプの方が最初にやるべき対策は、その原因を知ることです。単純に不足や欠乏があるからといって、サプリメントで補えばいいということでは、根本的なアプローチをしている事にはなりません。

左図を参照にしていただき、自分はどこに当てはまるのかを確認しましょう。特に**若い女性と中高年の方の原因は異なる**ことが多く、若い女性は摂取不足や月経過多や婦人科疾患による鉄の喪失量の増大。中高年の方は摂取不足や喪失量の問題だけではなく、ピロリ菌感染や胃酸抑制剤の服用など胃の状態が悪いことによる鉄の吸収障害といったケースも多くあります。原因によって対策も大きく異なり、摂取不足の方は積極的に動物性タンパク質の赤身肉を食べてもらい、欠食をなくすこと。月経過多の背景に婦人科疾患がないかを確認することが優先される場合もあります。病院で指摘されるほどではないにしても甲状腺機能低下傾向がある方は月経過多になる傾向もあり、甲状腺機能低下の対策も参考にする必要もあります。もし胃の不調がありピロリ菌感染が見つかった場合は、病院で精査をしてもらい医師の指示のもとピロリ菌除菌が最優先です。

成功のポイント

鉄欠乏の原因によって対策もさまざま

1 鉄欠乏の原因を知る

（胃の状態・月経量・食事内容などの確認）

2 鉄を多く含む食材特に動物性タンパク質を食事にとりいれよう

（赤身肉やレバー）

3 酸味と一緒に摂って吸収率アップ

（レモン果汁・酢・梅干し……112ページ）

4 胃腸環境も整えよう

（消化力低下タイプ対策……60ページ）

鉄欠乏の原因を知る

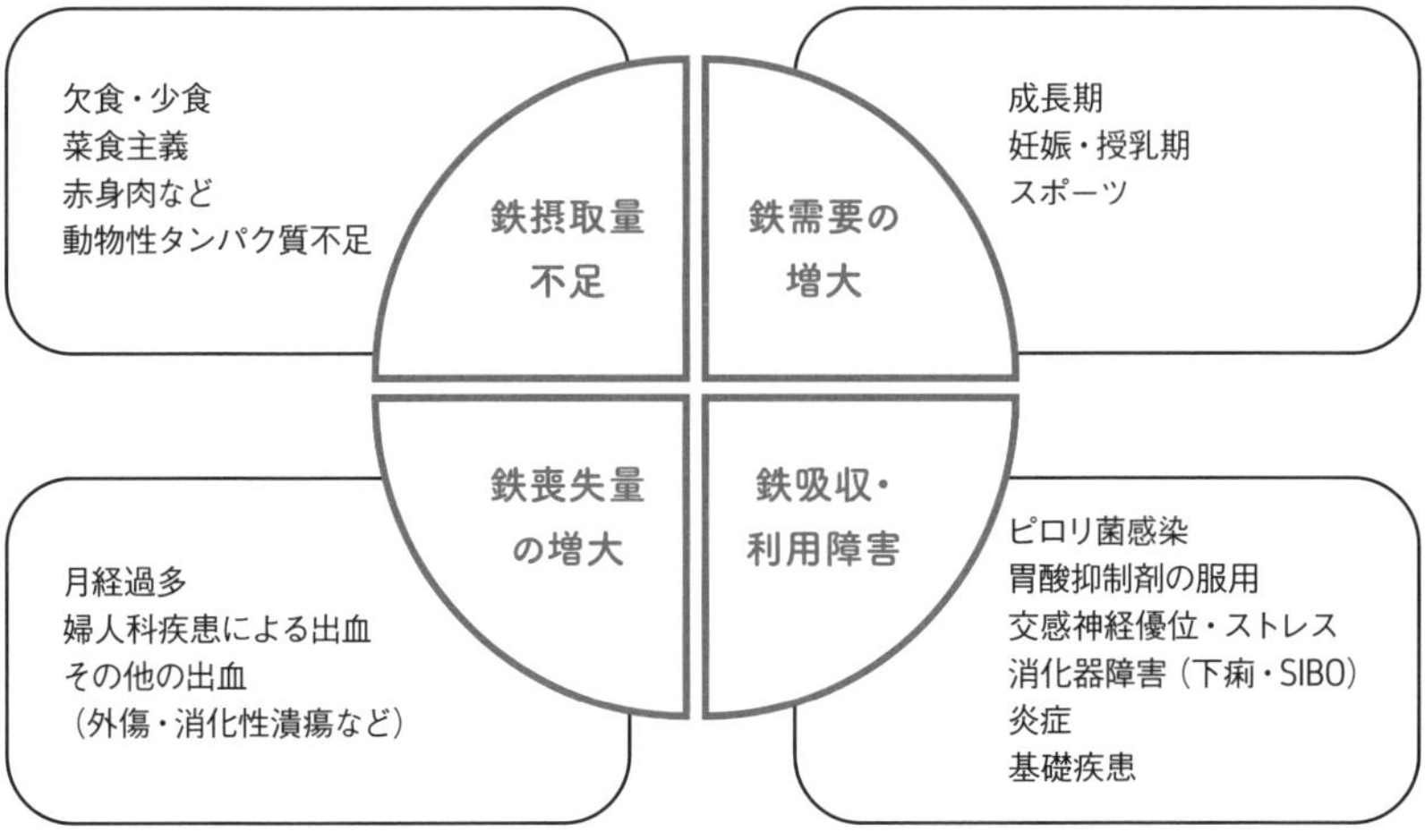

鉄欠乏性貧血タイプの対策❷

鉄欠乏性貧血の改善には鉄だけではなく、タンパク質の摂取も欠かせません。鉄は身体の中ではタンパク質とセットで働きます。鉄サプリメント頼りではどうしてもタンパク質の補給が疎かになってしまうことがあるので、やはり日々の3食の食事内容を見直しましょう。食材から摂ることで鉄だけではなくタンパク質、そしてその他のビタミン・ミネラルも摂取することができます。特に摂ってほしいのは動物性タンパク質で赤身肉やレバーです。これらは鉄欠乏性貧血の女性が同時に補給したい、亜鉛やビタミンも多く含まれています。レバーは下準備が大変でなかなか料理に使うのは難しいという方は、市販のスモークレバーなども利用すると、お手軽におやつとしても食べられます。その他、導入例の中にも出てきたレバーの粉が離乳食用として売られています。ハンバーグなどの中に少し混ぜ込むだけで栄養価は上がり、鉄を補給することができます。

また貝類にも鉄は含まれています。植物性の食材では、ほうれん草を思い浮かべる方も多いかもしれませんが、実は小松菜のほうがより多く鉄を含みます。がんもどきや生揚げも、植物性食品としては鉄を多く含みます。植物性に含まれる鉄はタンパク質と一緒に摂ることで、吸収率が上がります。鉄含有が多いと思われている「ひじき」。現在では鉄の鍋から変わり、ステンレス製の鍋で茹でられていることから、鉄の含有量はあまり多くありません。鉄瓶でお茶をいれたり、鉄のフライパンの使用。鉄玉子はスープを作る時にも使用し、コツコツ鉄の補給をしていきましょう。ビタミンCやクエン酸を一緒に摂ると鉄の吸収効率を高めます。このような食事からの栄養補給をベースに、必要に応じて鉄のサプリメントも使用すると改善が早まるケースがあります。

日本人女性は鉄不足

参照
令和元年 国民健康・栄養調査結果の概要
日本人の食事摂取基準（2020年版）厚生労働省

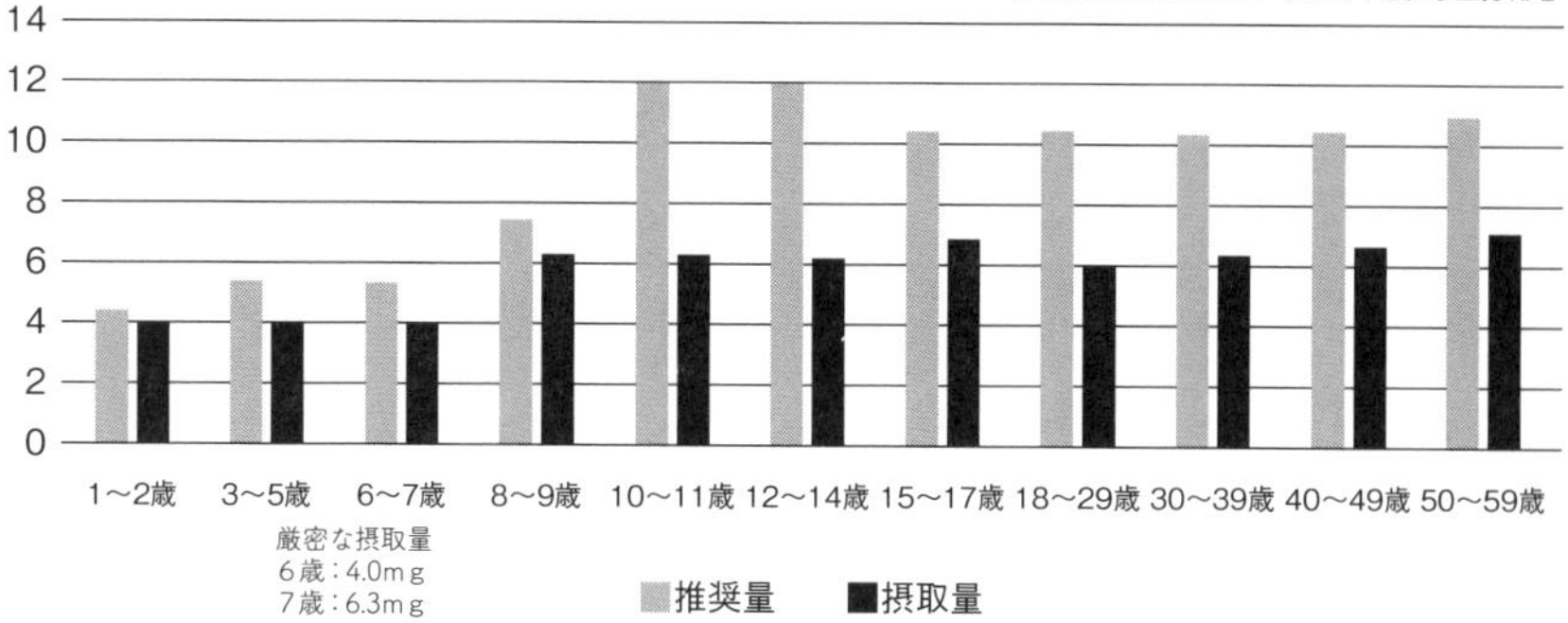

乳幼児から60代半ばまでどの年代も鉄の推奨量を満たしていません。特に月経がある女性は顕著です。女性の不調に大きく影響を与えています。

動物性タンパク質ならレバーがオススメ

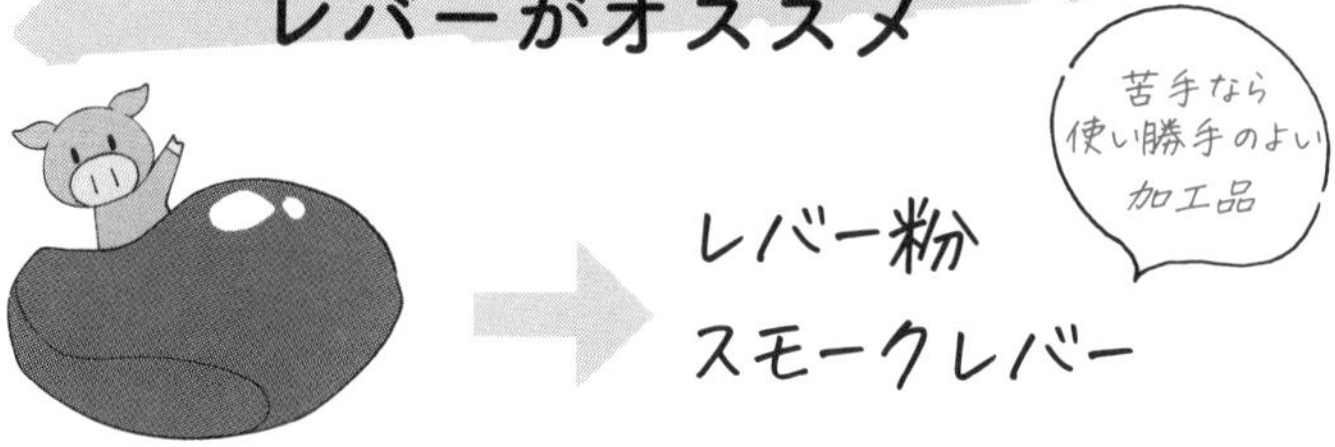

レバーの鉄含有量は豚が一番多く、次に鶏レバーに多く含まれます。
レバーはエネルギー代謝に必要なビタミンB群も多く含まれます。

注意点

鉄の吸収と消化管は密接に関係しています。鉄の補給をしても鉄欠乏が改善しない場合は特に胃の状態を確認しましょう。胃酸によって食事に含まれる鉄が身体に吸収されやすいように変換されます。そのため胃酸分泌が低下していると鉄吸収率が低下します。特にピロリ菌感染があり萎縮胃になると胃酸分泌が減少します。また最近では自己流のサプリメント使用も増えてきています。海外製のキレート鉄の過剰摂取では血液検査の測定時に驚くほどの鉄過剰になっているケースも見かけます。鉄欠乏性貧血の改善には鉄だけではなく、タンパク質や鉄以外のビタミン・ミネラルも改善には欠かせません。鉄単独のサプリメントの過剰摂取には注意し特にタンパク質の補給も心がけましょう。

check タイプE

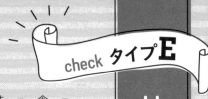

基礎代謝低下タイプ

ダイエット歴が長く数々の減量を試みた人。ダイエットをしていたわけではないけれども、忙しくて食事が疎かになり、欠食することが多かった方など、エネルギー不足が長期にわたって起きていた結果、基礎代謝が低下している方はこのタイプでしょう。ダイエットに関係する基礎代謝量は「体格」「年齢」「性別」「体温」「ホルモン」などの因子が主に影響を与えています。そして、その時々の身体の状態よっても基礎代謝量は異なります。

101ページの安静時の主な臓器・組織のエネルギー消費量をみると、骨格筋の安静時代謝量に占める比率はとても大きなものになります。そのためどうしても骨格筋が男性よりも少ない傾向がある女性の基礎代謝量は低くなりやすく、食べる量を減らすエネルギー制限のダイエットを繰り返してきた女性は、脂肪の減少に伴い筋肉量が減少し、より代謝が低下します。

再び骨格筋を増やすためには、適切な食事でエネルギーが確保されたうえで、筋トレと共にタンパク質の補給が重要。タンパク質は食べ貯めができないので、毎日こつこつタンパク質を摂る必要があります。また、タンパク質をしっかり消化できる消化力もないと、骨格筋量を増やせません。女性は筋トレが好きではない人が多いのもネックです。

若年者は体内の代謝も活発ですが、加齢は基礎代謝量が下がる大きな要因のひとつになります。また**基礎代謝量とホルモンの関係**は見落とされがちで、本書で皆さんにぜひ知ってほしいことのひとつです。甲状腺にまつわる代謝異常は病院でも指摘されないケースや診断が非常に難しい場合もありますが、食事改善・栄養補給などにより体調が改善し代謝が上がってくることが多いのです。

基礎代謝低下タイプ

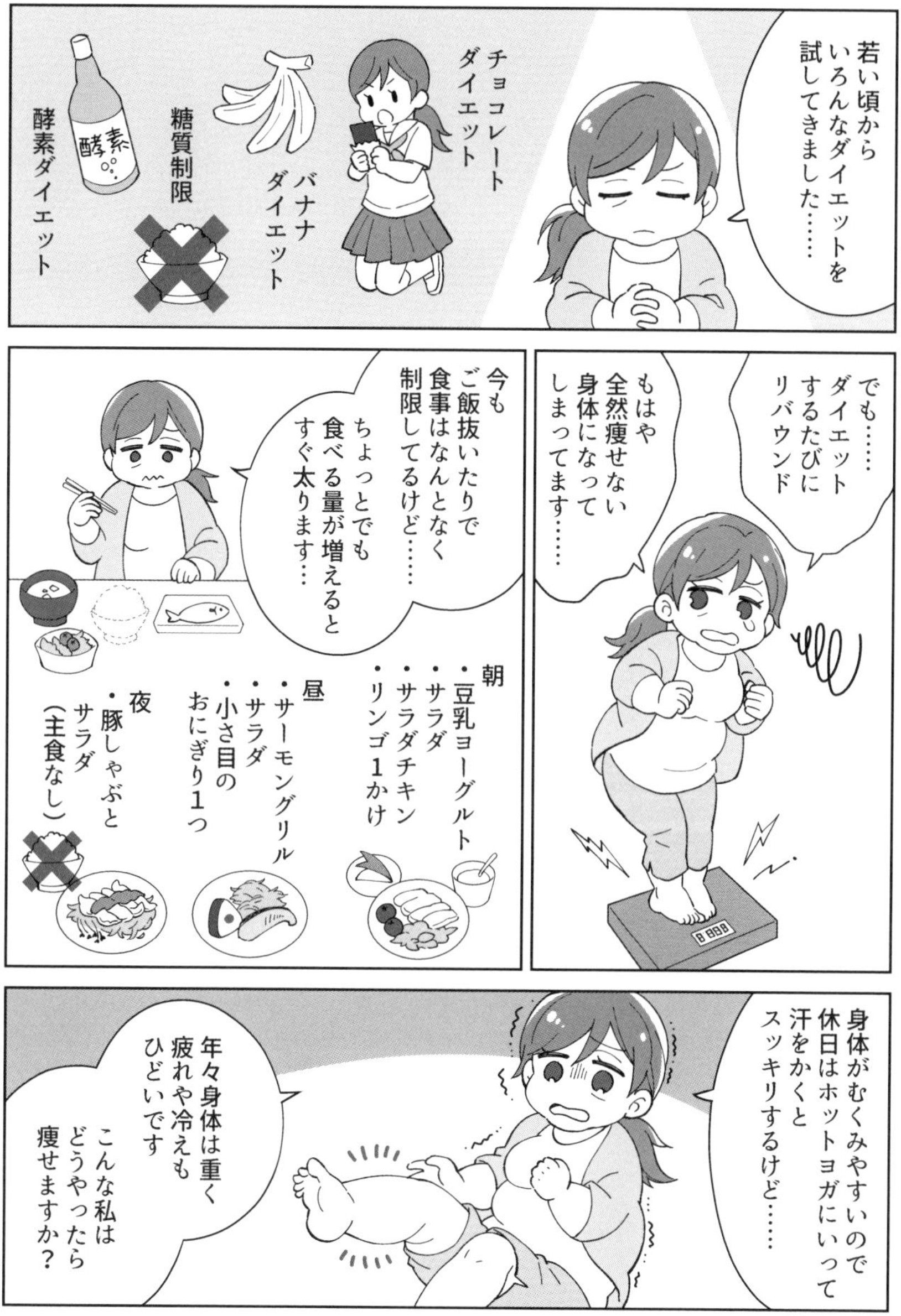
若い頃から
いろんなダイエットを
試してきました……
チョコレートダイエット
バナナダイエット
糖質制限
酵素
酵素ダイエット
でも……
ダイエットするたびにリバウンド
もはや全然痩せない身体になってしまってます……
今もご飯抜いたりで食事はなんとなく制限してるけど……
ちょっとでも食べる量が増えるとすぐ太ります…
朝
・豆乳ヨーグルト
・サラダ
・サラダチキン
・リンゴ１かけ
昼
・サーモングリル
・サラダ
・小さ目のおにぎり１つ
夜
・豚しゃぶとサラダ
（主食なし）
身体がむくみやすいので休日はホットヨガにいって汗をかくとスッキリするけど……
年々身体は重く疲れや冷えもひどいです
こんな私はどうやったら痩せますか？

失敗ダイエット「マクロビ」

実例
ダイエットするたびにリバウンド!
50代　会社員

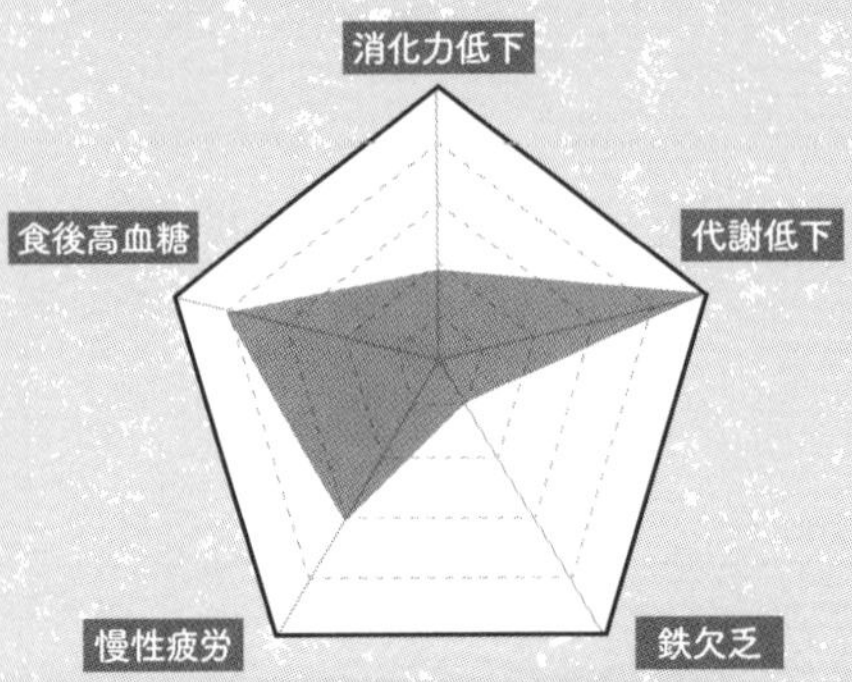

中学生の頃に太ってしまい、色々なダイエットを経験。マクロビ、ファスティング（断食）や糖質制限を実践するも、痩せてはすぐに体重が戻ってしまう。

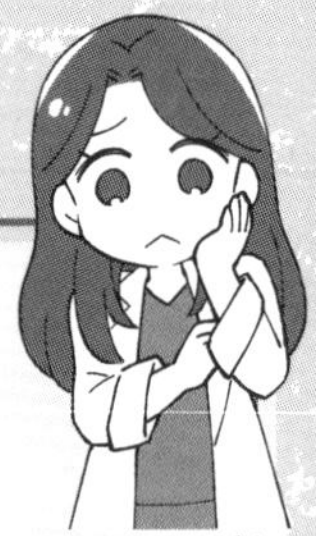

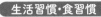

実践したダイエット方法

ファスティング（断食）や糖質制限、マクロビ。
朝食と夕食は主食のお米をカット。
朝はスムージーかフルーツ、夜はサラダ中心。

生活習慣・食習慣

40歳でヨガに出会い、その影響でマクロビオティックの食事法を4年間続けた。運動は毎朝30分程度のヨガ。食事は玄米、野菜、マクロビスィーツ。マクロビ食の4年間は、意外にも炭水化物過多で、糖質量が多かった。肉を使わないので、野菜を調理する時に油の使用量が多くなった。主食のお米をカットしていた時期は、朝食は大量のスムージーを飲み、すぐにお腹が空くので間食が多くなった結果、糖質過多に。お昼はお弁当でご飯を気にせず食べていたので、今思うと食後高血糖を起こし、一転夕食は野菜中心で夜中に低血糖を起こしていた。とにかく、甘いものが食べたくて、自分でお菓子をよく作って食べていた。

更年期から
太りやすく
痩せにくくなった

身長 154cm
体重 **55kg→48kg→52kg**

ダイエット時の体調

仕事に家事に忙しくストレスもあり、当時は自覚がなかったが、朝起きるのが大変、イライラしやすい、疲れやすい、生理痛が酷い、肌荒れ、ネガティブ思考など。3日間のファスティング後は、便がすっきりでたが、体重はすぐに戻ってしまった。1日目からとにかく眠気が酷く、横にならずにはいられず、2日間はほぼ寝たきりで過ごした。長年の偏った食事や食事制限によるエネルギー不足で身体が省エネモードになって代謝が低下していた。

マクロビダイエットの落とし穴

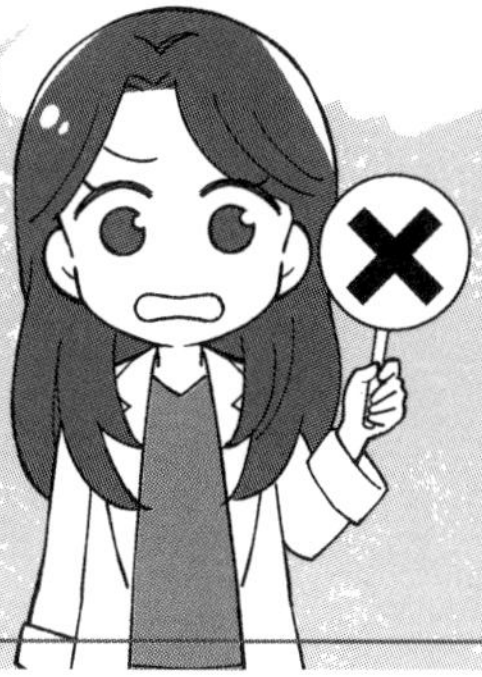

偏った食生活による栄養不足、
長期にわたるエネルギー不足は
甲状腺機能異常にもつながります。

4年間マクロビ食をしていた今回のケース。この4年間は動物性タンパク質から摂取しやすい、ビタミンやミネラルが不足・欠乏していた可能性が推測されます。

動物性食品を極端に避ける場合、栄養素のバランスをよほど意識した食事をしても、**サプリメントの補充をしなければ必要な栄養素を補うのは難しいのです。**女性にとって特に大切な赤血球を作る材料となる鉄や亜鉛、ビタミンB12は不足が起きやすい栄養素です。鉄はエネルギー産生に欠かせないので、鉄欠乏性貧血タイプ同様、疲労感や甘いものへの渇望が出ていたことが推測されます。また鉄や亜鉛は甲状腺ホルモンにも必要なミネラルですので、**甲状腺機能低下に影響を与えていた可能性があります。**

主食を極端にカットしてしまった食事パターンやさらにはファスティング（断食）と長期にわたるエネルギー制限のダイエットが甲状腺機能への負担となり、代謝を低下させてしまう根本原因になってしまった可能性があります。閉経して月経がなくなり鉄の喪失が無くなる一方で、女性ホルモンの減少などにより血糖値の上昇が起きやすくなった変化など、ライフステージごとにあった食習慣・生活習慣をとりいれることが大切です。

また甲状腺ホルモンの働きや甲状腺機能低下の症状はあまり知られていません。近年このようなタイプの方は若い方から中高年の方までとても増えています。**エネルギー源となる適切な食事を摂取しなければ、痩せない負のスパイラルから抜け出せません。**

オーソモレキュラーダイエットMAP

BEFORE ダイエット
マクロビ、ファスティング（断食）や糖質制限など数々のダイエットを行う

→

検査
上限値ギリギリのTSH高値で甲状腺機能低下があると判明
（40ページ）

→

オーソモレキュラー開始
主食抜き糖質制限をやめて、主食の炭水化物をとり、補食も始める

↓

結果
一時的に体重増加。精製白米やバナナや小さいおにぎりでは血糖値が上がると気づく

→

主食はもち麦ご飯・オートミールに変更
補食は低糖質お菓子をとりいれる

→

食後高血糖対策に運動を開始
ヨガ・筋トレ・夕方30分のランニング

↓

甲状腺機能アップのため身体を温める。温冷浴をとりいれる

→

改善
基礎代謝が上がり運動効果もあり、体重減少

改善
主食の炭水化物も食べ3食の食事と、血糖値の上がらない補食を実践したことで甲状腺機能が改善

↓

AFTER オーソモレキュラー
食べても太らない身体になり、体脂肪は減少
朝の目覚めもよく、元気に充実した生活を送れるようになった

身長 154cm
体重 52kg → 体重 48kg

痩せて元気になった！

オーソモレキュラーダイエットを導入してみた感想

近年ほとんど汗をかかなくなって変だなと思いましたが、それが甲状腺機能低下の症状だったとは検査をするまでまったく認識がありませんでした。分子栄養学を学んだことで甲状腺ホルモンは新陳代謝、基礎代謝には欠かせないホルモンと知り、食事が不十分だったことがわかりました。私のようなパターンに陥っている方は、食事と運動を組み合わせることが、唯一のダイエット法だと思います。

基礎代謝低下タイプは 甲状腺機能低下にご用心

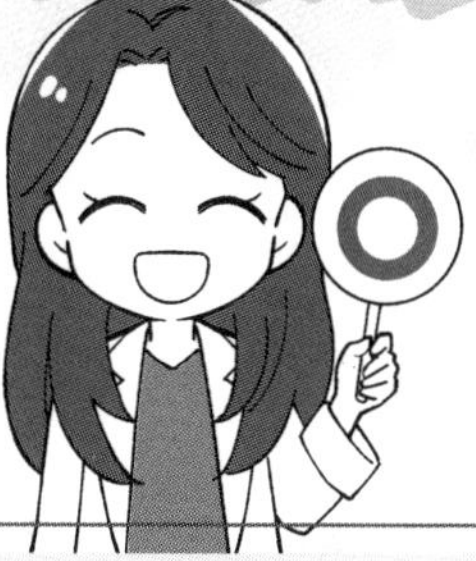

長期間の厳格な糖質制限は
耐糖能の異常につながり
高血糖を起こしやすくなることも

今回のケースのように減量のため主食の糖質をカットした食事を行っている方を臨床の現場でもよくみかけます。長期的な糖質制限は基礎代謝低下につながるだけではなく、**特に女性は耐糖能異常を引き起こしてしまう可能性**もあります。そのためダイエット終了後、再び糖質を食べ始めると血糖値が上昇しやすく、さらに基礎代謝が低下していると、この方のように一時的に体重が増加してしまう可能性もあります。そのため主食のとり方を工夫し運動をとりいれ少しずつ食べても血糖値が上がらないようにする必要があります。聞こえのいい運動なしのダイエット法はこのタイプの方には限界があり、一時的に痩せてもまた食べ始めると太るという負のスパイラルから延々と抜け出せません。根本的に基礎代謝を上げるには「食べて」「運動」が一番の近道です。運動といってもハードな運動は必要なく、食後のウォーキングや太ももを動かすような軽い運動、家事の延長として気軽にとりいれ、血糖値をコントロールすることが1番の目的です（145ページ）。

主食には**食物繊維が豊富なもち麦などをとりいれることで食後高血糖も抑制しやすく、少しずつ適切な糖質量の確保により耐糖能異常も改善し**主食のご飯を食べても最初の頃よりは血糖値が安定しやすくなります。この方も最終的には夕食時にもしっかりもち麦5割のご飯一食150～180gに増やしても体重が増えなくなりました。

この方のケースのように痩せない要因は複合的な要素で絡みあっている方もおり、個体差チェックを参考に原因をつきとめることがダイエット成功への第一歩です。

基礎代謝低下タイプの対策❶

このタイプの方の身体は、エネルギー消費を抑えるため省エネモードになっています。ダイエットをやめて食べ始めるとすぐに太ってしまった長年の経験から、食べることへの恐怖で摂食障害に近いほどメンタル的な問題を抱えている方もいます。ですが、このタイプの方はこれ以上、エネルギー制限のダイエットや過度な運動は決してやらないでください。食事・栄養を適切にとって、しっかり代謝を上げていく必要があります。三大栄養素の中でもタンパク質は食事誘発性熱産生が高く、タンパク質を消化吸収する時に熱が生まれエネルギーが消費されます。3食の食事に必ずタンパク質を意識しましょう。また第3章を参考にして分食・主食の種類をかえて、少しずつ適切な炭水化物も摂りましょう。少しずつ増やさないと、太ってしまうこともあります。食後の軽めの運動とセットで始めると安心です。

鉄や亜鉛は甲状腺ホルモンの代謝に関与している大切なミネラルです。動物性タンパク質に多く含まれるので摂取量が少ない人は不足や欠乏があるかもしれません。150ページのチェックリストで確認してみましょう。セレンは抗酸化作用をもち、甲状腺ホルモンの活性にも大切なミネラルです。普通に食事をとっていれば不足が起きることはあまりないミネラルですが、欠食・偏食があれば不足もあり得ます。特に魚介類に多く、中でもお手軽に摂れるかつお節は、おすすめ食材でセレンを多く含みます。

甲状腺機能低下は腸の蠕動《ぜんどう》運動の低下などにより頑固な便秘やガス、膨満感の症状を訴える方もいます。食事量を増やして便のかさを増やす事や、「にがり」で便に水分を含ませる事、また胆汁分泌ケアも有効です（114ページ）。胃腸機能に問題がある方は消化力低下タイプの対策も実践してください。

成功のポイント

エネルギー不足を解消

1 こまめなエネルギー補給

（補食・おすすめは食間にもボーンブロスを少しずつ飲む……120ページ）

2 甲状腺に特に必要なミネラルの補給

（鉄・亜鉛・セレン）

3 タンパク質もしっかりとれる3食の食事

（目標は毎食20gのタンパク質が摂れるように……110ページ）

4 温活

（薄着やシャワーはNG。入浴などで身体を温めよう）

5 腸活

（消化力低下タイプの対策も参考にしましょう……60ページ）

骨格筋を増やすことが大事

安静時代謝量

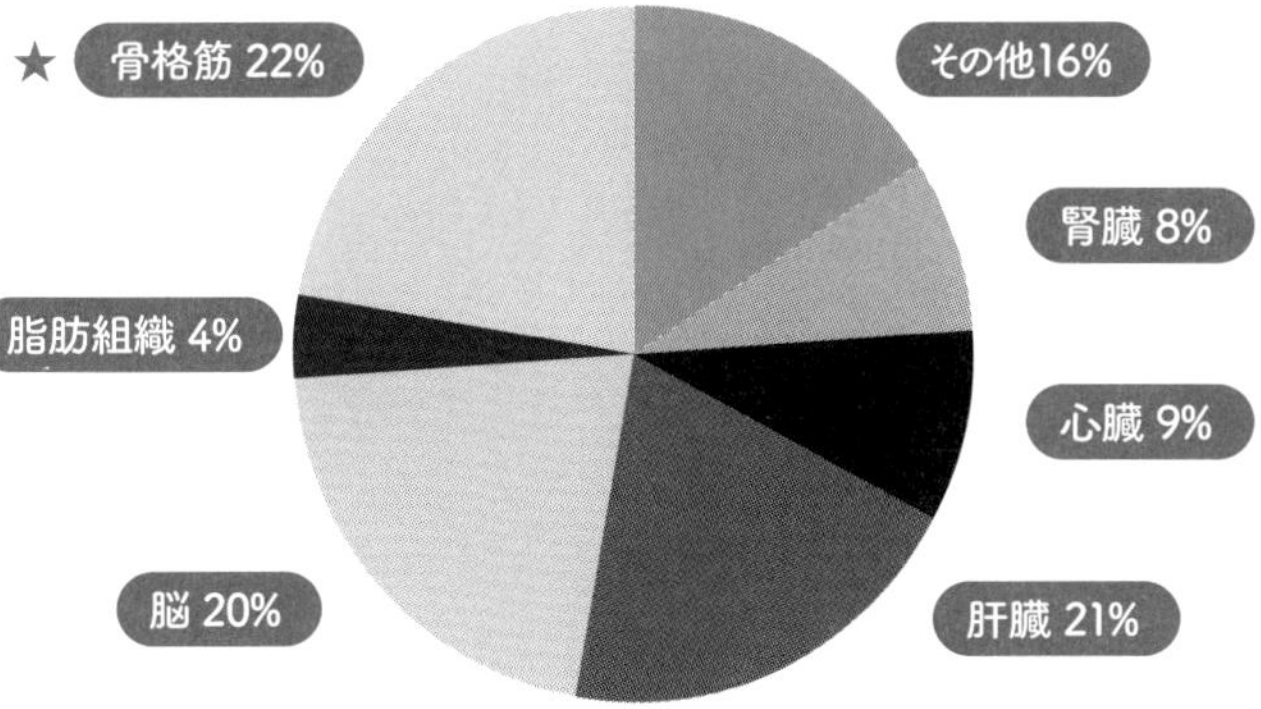

参照元：厚生労働省e-ヘルスネット「ヒトの臓器・組織における安静時代謝量」

基礎代謝低下タイプの対策②

エネルギー不足対策には補食のとり方がポイントになります。タイプ別におすすめ補食の選択肢をあげてみました。補食とは3食以外で不足するエネルギーや栄養素を補給することで、お菓子のことではありません。消化力低下タイプ、食後高血糖タイプ、タンパク質をしっかり食べられるタイプなど、補食の選び方も個体差なのです。

最初は体重が増えることが心配で食べる量を増やせない場合は食事と食事の間に、ボーンブロスや野菜のポタージュを少しずつ時間をかけて飲んでみましょう。最近では市販のスープでも添加物が少なく良質なものもあります。

スープと聞くと食事の時に飲むイメージがあるかもしれませんが、ポイントは食間に少しずつ飲み、空腹時間を長くあけすぎないようにすることです。お腹が空きすぎた時は、低血糖から過食になる傾向があります。一般的には健康イメージが強いスムージーは身体を冷やしてしまったり、果物が多い場合は一気に飲むと血糖値が上昇してしまう人もいます。

職場などでは、良質なハチミツをハーブティーなどに入れて飲むことからはじめてみるのもいいでしょう。なかにはハチミツ頼りになりすぎて、大切な3食の食事が疎かになる方もみかけます。それでは本末転倒ですので、食事ありきと理解してください。ハチミツでも食後高血糖タイプの方は、血糖値が上がってしまう人もいるので要注意です。

自分に見合ったエネルギー補給により甲状腺の血液検査の数値も変化していきます。体重は最初のうちは変わらないように見えても、慢性的なエネルギー不足が解消されると、少しずつ甲状腺の機能が回復し、基礎代謝が上がってくると「食べても太らない身体」になっていきます。焦らず取り組みましょう。

タイプ別
補食のススメ

1 あまり食欲がない消化力低下タイプさん

市販のものも活用しながら、無理せず少しずつエネルギー補給。調子がよくなったら、タンパク質を含む補食にもトライ。

ボーンブロス・野菜のポタージュ・ハチミツ・温泉卵
豆乳ヨーグルト、食事にMCTオイル少量から・プチトマト。

2 低血糖を起こしやすい慢性疲労タイプさん

3番目に該当しないのなら1口サイズのおにぎりがおすすめ。消化力があるなら4番目のタンパク質の補食にもトライ。

1口サイズのおにぎり・プリン・茶わん蒸し・果物・干しいも・栗
ボーンブロス（少し具も一緒にたべましょう）。

3 すぐ太る。食後高血糖。基礎代謝低下タイプさん

おにぎりやサツマイモなどはNG。低糖質なものを意識食事の分食もおすすめ。タンパク質の補食もオッケー。

スティックorゆで野菜・冷凍ブルーベリー・ボーンブロス
MCTオイル。

4 タンパク質を補給して筋肉をつけたいタイプさん

胃腸が丈夫ならタンパク質も摂ってみましょう。特に成長期の方は意識してとりいれよう。

魚肉ソーセージ・ちくわ・鶏ささみ・スモークレバー・冷凍枝豆
ゆで卵・焼き鳥・フィッシュアーモンドナッツ。

ポイント。

どのタイプにもボーンブロスはおすすめ。ただし、補食でもナッツが合わない人。おにぎりだと太る人、MCTオイルだと下痢をしてしまう人など、それぞれ個体差があります。あくまでも提案の一例だと理解してください。
※MCTオイルの使い方は慢性疲労タイプ83ページも参考にしてください。

column

食後高血糖タイプの人が一度は測っておきたい

食後高血糖を知る血液検査項目 1.5-AG

空腹時の血糖値は良好でも食後血糖値が高いと疑われるときに1.5-AG（アンヒドロ-D-グルシトール）を測ってみましょう。1.5-AGは実は血糖値そのものを反映している検査ではなく、尿糖を反映している検査です。血糖値が160～180mg/dlを超えると通常尿糖がでます。（個人差あり）1.5-AGは尿糖が多く出ると低値になり、尿糖が出ないと高値になる検査です。1.5-AGの数値が低いということは血糖値が160～180mg/dlを超えている時間が長いということになります。つまり血糖コントロールがよいと上がり、悪くなると下がります。HbA1cの数値は異常がなくても1.5-AGの数値が低い場合は食後高血糖が疑われます。また1.5-AGは短期間の血糖値の状態を反映しています。注意としては、すでに常に血糖値が160～180mg/dlを超えている方は1.5-AGは低値傾向になり数値の変動が少ないため、血糖コントロールが悪い方には向いていません。また厳格な糖質制限を行っている時も重度の低値に出ることもあります。すでに糖尿病の薬を内服している方も低値になることもあります。健康診断では異常なしでも食後高血糖が疑われるときに参考になる検査項目です。

反映される血糖コントロール期間

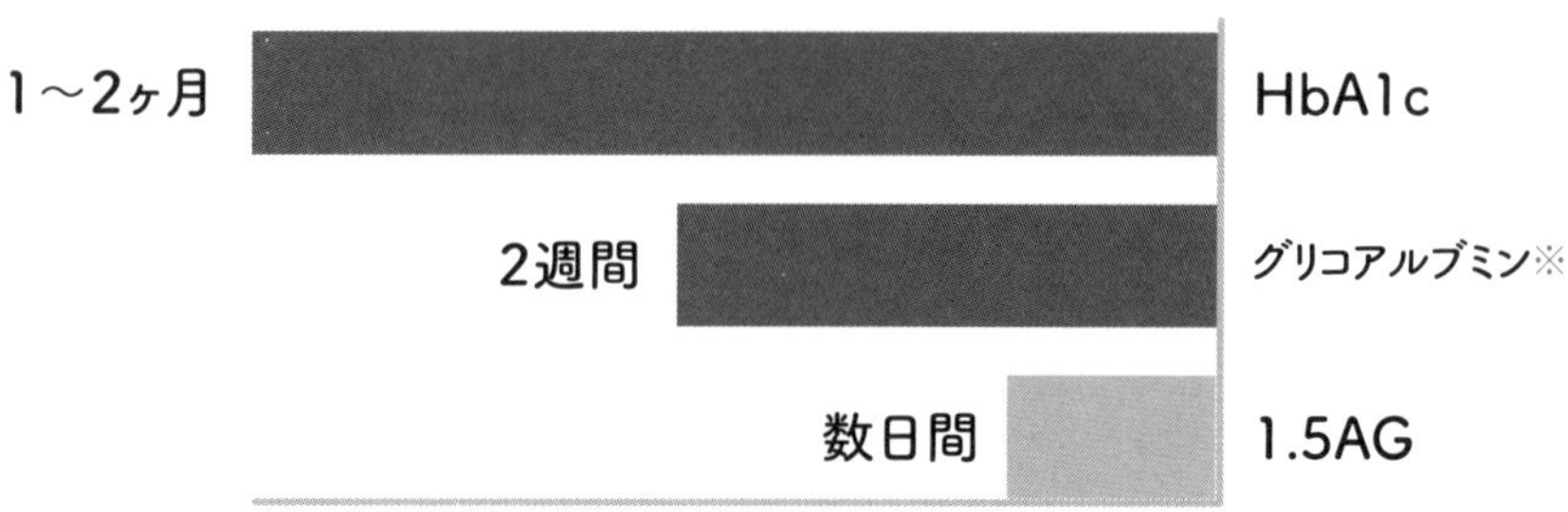

※グリコアルブミン（GA）は、２週間前から現在までの血糖値の状態をみる検査です。

3章

痩せる魔法の7つの食習慣

17

健康的に無理せずできる

痩せる魔法の7つの食習慣

ここまでお読みいただいた方は、どうして今までのダイエットが上手くいかなかったのかおわかりいただけましたか？

早く結果を出したい気持ちはわかりますが、「個体差」という考え方を通して「無理なく続けていける」ということの大切さをぜひ理解していただきたいと思います。情報を鵜呑みにするのではなく、常に「今の自分には合っているかな？」ということを考える癖をつけて下さい。

この章では実際にやるべき、健康的に痩せる魔法の7つの食習慣をご紹介します。どれも大事な食習慣ですが、自分の今までの食習慣と照らし合わせ、できていなかったことに取り組んでください。

7つの食習慣の中でも特に大事で、身につけてほしいことは、1番目の朝食をしっかり食べることです。朝食の欠食・少食があるだけで1日に必要な栄養を満たす事が難しくなり、栄養不足へまっしぐらです。また朝食をはじめ食事の中でタンパク質もしっかり食べられるようになるためには消化力が欠かせません。長年、食事制限のダイエットを続けてきた人ほど「消化力が低下し食べられない」といった負のサイクルに陥っている方をよくみかけます。消化を助ける食材や調理を工夫しながら、少しずつ自分の消化力も上げていきましょう。消化力を上げるためにも、やはりタンパク質は欠かせません。

朝食で適切なタンパク質や副菜。そして味噌汁などの汁物、自分にあった主食の炭水化物を選択して食べることで、日中に甘いものが食べたくなってしまう衝動や疲労感も解消し、グンと元気になります。また体内リズムが整い、ダイエットをスタートするにあたっていいスタートをきることができます。

魔法の 7 つの食習慣

1 朝食をしっかり食べよう

体内リズムを整える要。ダイエット成功には
タンパク質を意識した朝食をしっかり食べよう。

108 ページへ

2 消化を助ける食材をとりいれよう

タンパク質や脂質をしっかり消化吸収するために必要なアプローチ。特に消化力低下タイプの方はまずはここから。

112 ページへ

3 食物繊維をとろう

血糖値の上昇を抑え、腸内環境改善にも欠かせません。
短鎖脂肪酸はダイエットの強い味方に。

116 ページへ

4 ボーンブロスをとりいれよう

栄養満点のスープは最高の養生食であり、過食も抑えてくれる優れもの。美肌のためにもとりいれたい一品。

120 ページへ

5 魚を食べよう

魚に含まれるEPA・DHAは実は抗肥満作用があります。
中性脂肪を下げたい方も積極的に摂ろう。

124 ページへ

6 主食の種類を変えて分食しよう

主食の炭水化物をカットするのではなく、種類を変えて分食で対応。穀類は貴重な食物繊維の摂取源です。

128 ページへ

7 ミネラル食材をとろう

身体の円滑な代謝にはなくてはならないもの。
良好な血糖コントロールにも必要です。

132 ページへ

18

魔法の7つの食習慣① 朝食をしっかり食べよう

体内リズムを整える朝食

当たり前のようであって、意外とできていない、「朝食をしっかり食べること」が健康的なダイエットの基盤になります。第2章で5名のタイプ別例をご紹介し、そこでも朝食の重要性は説明してきました。食べ物の消化吸収・免疫・各種ホルモンの分泌などにおいて体内リズムを整えることは重要で非常に多くのメリットを生み出します。

体内時計をリセットするには朝の光刺激と朝食が特に大切です。朝食の献立で意識して欲しいところはいろいろありますが、特にインスリン分泌を刺激する炭水化物とタンパク質の摂取が体内リズムを整えます。タンパク質は1種類ではなく2種類のタンパク質を摂ると、自然と摂りたいタンパク質量（毎食20～30g）に近づくことができます。そこに「しらす」や「かつお節」などのちょい足しタンパク質があるとさらによいです。また味噌汁に粉ガツオや煮干しの粉をいれると栄養価も上がります。必ず1品、汁物があると食べ順も意識でき、身体も温まります。どうしても和食が苦手な方はフレンチトーストなどにして、タンパク質も一緒に摂るように心がけましょう。パンにジャムといった組み合わせは、とても血糖値が上がりやすいので要注意です。食物繊維をたくさん摂るには生野菜より火を通したほうが、より量を食べやすいので、味噌汁や具沢山のスープは前日の夕食に多めに作って朝は温めるだけにしておくと簡単です。朝食をとると眠くなる、だるい、集中力がなくなるという人の多くが食後高血糖を起こしています。欠食や主食をカットした糖質制限は一時的には体調がよくなったように感じても、女性にとってはエネルギー不足から基礎代謝低下につながりやすくなります。自分に合った主食のとり方を知りましょう（128ページ）。

理想の朝食の一例

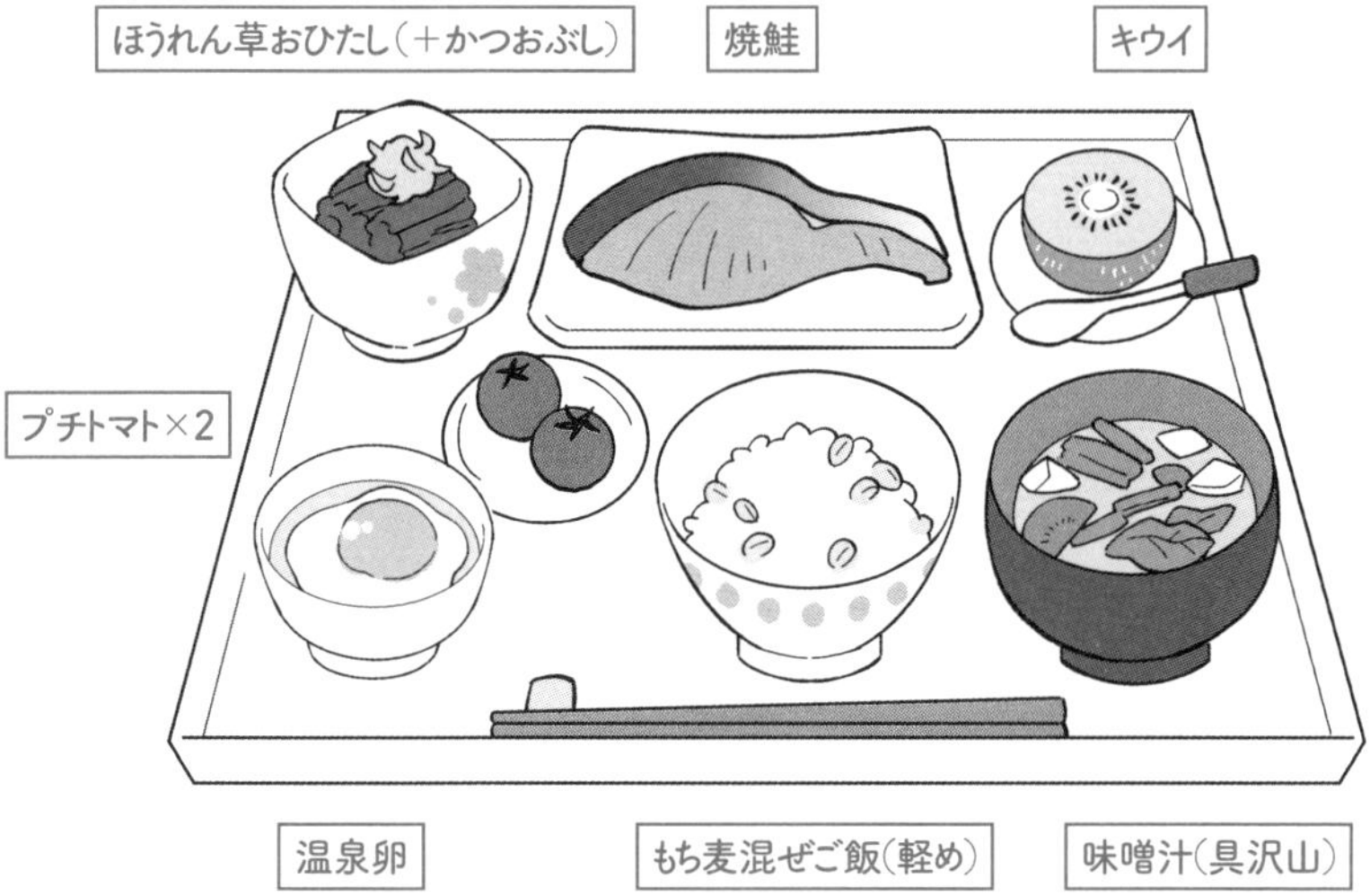
ほうれん草おひたし(＋かつおぶし)
焼鮭
キウイ
プチトマト×2
温泉卵
もち麦混ぜご飯(軽め)
味噌汁(具沢山)

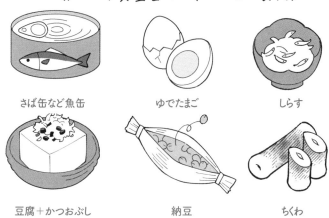

あくまでも理想の朝食の一例です。実際には最初からこの通りにはいかない人が多いでしょう。忙しい人、家事が苦手な人は納豆や魚の缶詰、市販の温泉卵、ちくわなど特に調理器具を使う必要がないものを選びましょう。しらすやかつお節は常備しておくと便利です。野菜や果物も前日に茹でておいたブロッコリーや切るだけのアボカド、など自分のスタイルに合わせたところから始めましょう。

\タンパク質豊富なバリエーション食材/

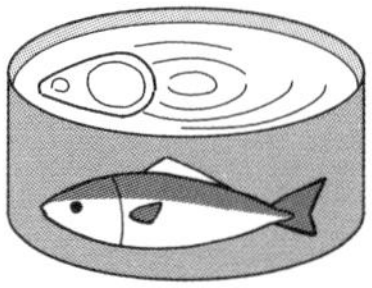

さば缶など魚缶

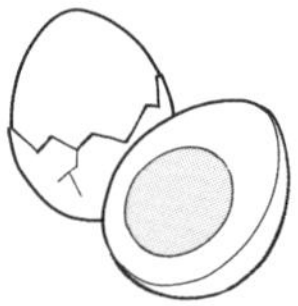

ゆでたまご

しらす

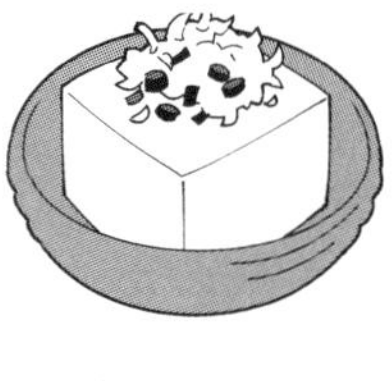

豆腐＋かつおぶし

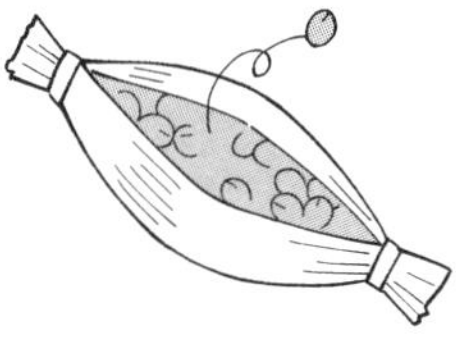

納豆

ちくわ

19

魔法の7つの食習慣❶朝食をしっかり食べよう

効率的なタンパク質の摂り方

朝にこそタンパク質をしっかり摂りましょう。最近ではタンパク質の摂取タイミングによって、筋量増加へ与える影響も違うことがわかってきています。

マウスの研究では1日のタンパク質摂取量が同じ場合、朝（活動期のはじめ）に重点的にタンパク質を摂取した方が、筋量の増加には効果的であることが示唆されています。また高齢女性を対象にした研究でも、夕食より朝食で多くのタンパク質を摂取している女性の方が、筋肉量の維持・増加に有効な可能性があると示されています。特に朝食でのタンパク質摂取による筋量増加には、分岐鎖アミノ酸（BCAA）が大きな役割を果たしており、タンパク質の中でも、かつお、あじ、サンマ、牛肉、鶏肉、卵、大豆、高野豆腐、チーズなどに多く含まれています。時間がない方でも朝食には手間をかけなくても食べられる卵・納豆・魚1品は少なくてもとりいれましょう。また鉄欠乏性貧血タイプの方は赤身肉のタンパク質も大切です。朝から肉は難しくても、昼食や夕食に少なくとも週1、2度は食べてほしいところです。赤身肉はビタミンB12や鉄・亜鉛といったミネラルも含み、貧血改善をサポートします。肉はホルモン剤のことなどを考慮すると、国内産のものが安心でしょう。どうしても肉を食べないという方は、不足しやすい栄養素が出てきますので、サプリメントの利用も検討する必要があります。

最近では朝食代わりにMCTオイルをいれたプロテインドリンクを飲んでいる人をよくみかけるようになりました。何も摂らないよりは、いいかもしれませんが、長期で続けていると食物繊維やビタミン・ミネラルが不足します。また必要なタンパク質量はプロテインパウダーからではなくても、食事からでも十分に摂取することができます。

タンパク質20gの目安

肉類　100g	生姜焼き4枚～5枚
魚類　100g	鮭なら切り身一切れ
卵　150g	3個
木綿豆腐　300g	一丁
納豆　150g	3パック

※厳密には肉・魚の部位などによってタンパク質量は異なります。

タンパク質の過剰摂取にご用心！

タンパク質が不足している人がいる一方で、高タンパクな食事やプロテインドリンクを過剰摂取している人もいます。注意が必要です。消化力は人それぞれ、自身の消化力以上のタンパク質摂取は、消化器症状の原因になります（54ページ）。

- □摂った量だけ身体の中にアミノ酸を貯蔵できるわけではない
- □エネルギーが足りている時はタンパク質の摂り過ぎでも太る
- □代謝過程でアンモニアができ、必要以上のタンパク質は肝臓・腎臓に負担をかける
- □尿中のカルシウム・マグネシウム排泄量が増える
- □過剰摂取の目安は体重1kgあたり約1.7～2.0g/日以上（個体差が大きい）
- □一度に大量に摂るより1日の中で数回（目安　1回に約20～30g）に分けての摂取がいいとされている

【目安】

※個体差に応じて変動します。あくまでも目安

タンパク質摂取量の目安は体重1kgあたり約1.0～1.2g/日

軽度の運動1時間以内であれば体重1kgあたり約1.0～1.5g/日

息が上がるような中強度の運動で体重1kgあたり約1.0～1.5g/日

20

消化を助ける食材

魔法の7つの食習慣②消化を助ける食材をとりいれよう

ダイエットにおいて大切な事。ひとつは毎食良質なタンパク質を必要量摂取すること。そしてもうひとつはタンパク質をきちんと消化吸収することです。「タンパク質の大切さはわかりました……。でも、朝から食欲がわきません」こんな声が聞こえてきそうです。これでは先には進めません。だからこそ消化を助ける食材を活用することがとても大切です。

タンパク質分解酵素であるペプシンは胃酸によってペプシノーゲンからペプシンに変化しタンパク質を分解します。肉汁やカフェイン、アルコール、香辛料、酸味のある食物などによって、胃液の分泌は促進されます。カフェインやアルコールの飲み過ぎはNGですが、クミンやカルダモンなどの香辛料また酸味のあるものも食事にプラスしましょう。

梅干しの塩分が気になるという方は梅肉エキスを試してみましょう。青梅の汁を時間をかけ煮詰めたもので、とても酸っぱいですが塩分は含まれていません。小さじ1（3～5g）程度ぬるま湯に溶かしたり、少量のハチミツなどを加えてアレンジしてみましょう。空腹時ではなく食事のタイミングで使用してみてください。梅肉エキスはピロリ菌の増殖や活動を抑制する効果もあります。

その他食べる前の工夫として塩こうじや擦りおろした玉ねぎなどに漬け込んでおくだけで、肉も柔らかく食べられます。

食欲がないからといってそのまま欠食してしまうと、それに慣れて食べなくてもお腹が空かなくなってしまうという負のスパイラルに。食欲はわかなくても少しずつ口に入れると、2～3週間して少しずつ胃が収縮し活動してきます。食前にお水や白湯で刺激を与える事も大切です。食欲がない朝食の時こそボーンブロスがおすすめです。

食材にプラス
消化を助けるのは酸味！

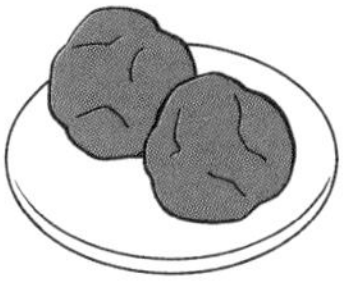

梅干し

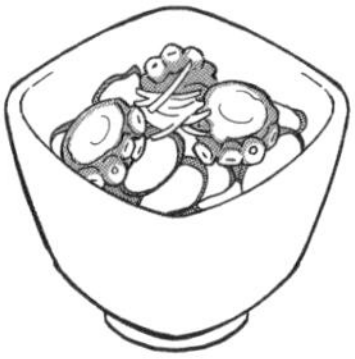

酢の物

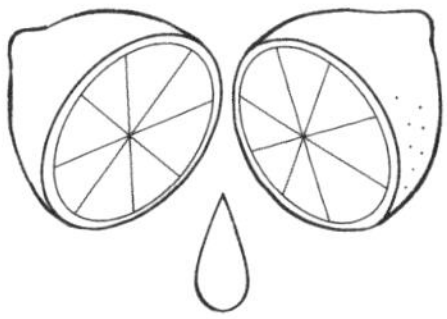

レモン

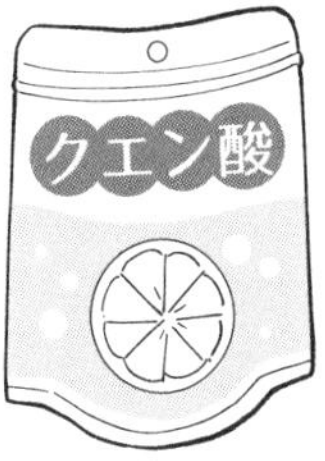

クエン酸

クエン酸は梅干しやレモン、酢などに含まれる「酸味」の元です。
すっぱいのが苦手という方にはクエン酸は粒状のサプリメントとしても販売されていますので、利用してみましょう。鉄などのミネラルの吸収も高めてくれます。

消化を助けるテクニック

1 タンパク質分解酵素の働きを利用

玉ねぎ・南国系果物（パイナップル・キウイなど）・舞茸・塩こうじ・しょうがなどと一緒に料理をしましょう。

2 酸性食品に漬け込む

ヨーグルト・日本酒・ワイン・レモン汁・酢に漬け込む。

＼ 片栗粉をまぶすと水分蒸発が抑えられ柔らかく食べられます ／

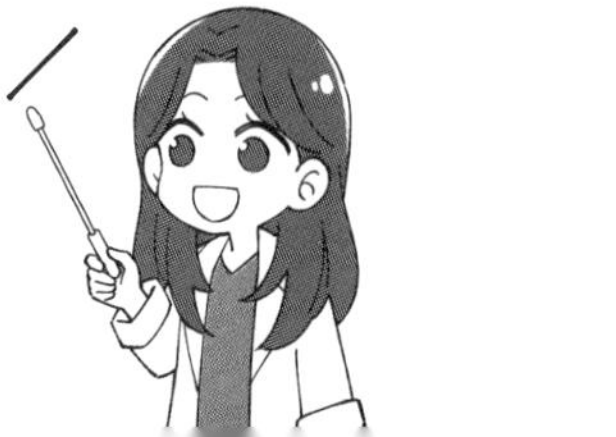

21

魔法の7つの食習慣❷消化を助ける食材をとりいれよう

消化を助ける胆汁酸の効果

胆汁酸は脂質の消化・吸収を助け、また界面活性作用により腸管壁に脂質が吸着するのを防ぐため「腸管の石鹸」とも言われています。

胆汁酸といえば伝統的な生薬として、熊の胆汁から作られる生薬「熊の胆（くまのい）」があります。この生薬の主成分は「ウルソデオキシコール酸」です。現代では合成されたものが、胃腸薬や二日酔い対策のドリンクとして用いられているので、知らずに恩恵を受けている方もいるかもしれません。胆汁分泌を促進し、脂質の消化を助け、肝臓の細胞を守る作用もあります。また最近では、胆汁酸は新たに「シグナル伝達物質」としてホルモンのような働きがあることがわかってきています。エネルギー代謝の亢進、耐糖能やインスリン抵抗性の改善作用、脂肪肝の抑制効果などから肥満や糖尿病治療の可能性につながるさまざまな働きがあります。

胆汁酸は、肝臓で作られたあと、小腸内で脂質の消化や吸収に携わり、使い終わった胆汁酸の約5%が便として排出されます。残りの95%の胆汁酸は再び肝臓に戻り、リサイクルされます。これを「腸肝循環」といいます。身体を何度も巡った古い胆汁酸は、新しい胆汁酸に比べて代謝に対する機能も低下します。健康のためには、古い胆汁酸を効率良く出すことが大事です。古い胆汁酸を排泄するおすすめ食材は、「杜仲茶」「大麦」「キノコ類」「海藻類」「こんにゃく」で食物繊維を多く含んでいるとともに、その食物特有の成分が胆汁酸の排泄に有効に働きかけます。食事の中に意識してとりいれフレッシュな胆汁酸を作る食生活を心がけてください。杜仲茶は粉末タイプもおすすめです。胆汁の分泌が促されることで便の形状にも変化が現れ、ダイエット女性に多い便秘の解消にもつながります。

古い胆汁酸を排泄する オススメ食材

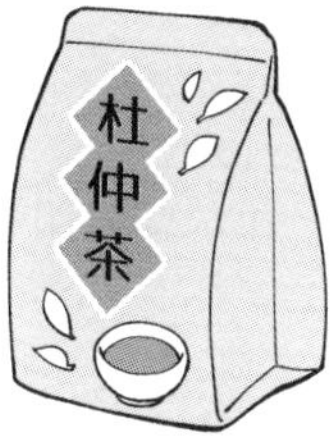

杜仲茶

「杜仲茶」に含まれている成分「アスペルロシド」は、胆汁酸の再吸収を妨げる作用や、内臓脂肪や体重を減らす効果があることも分かっています。

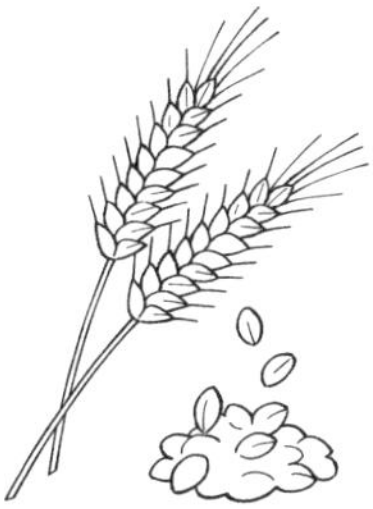

大麦

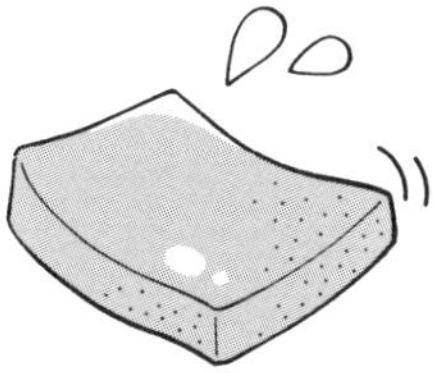

こんにゃく

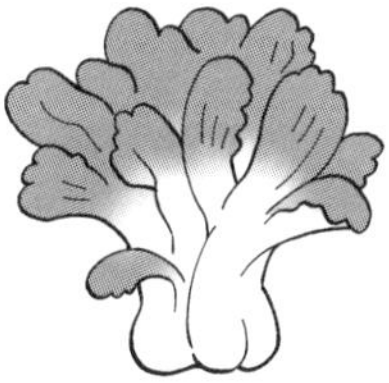

キノコ類

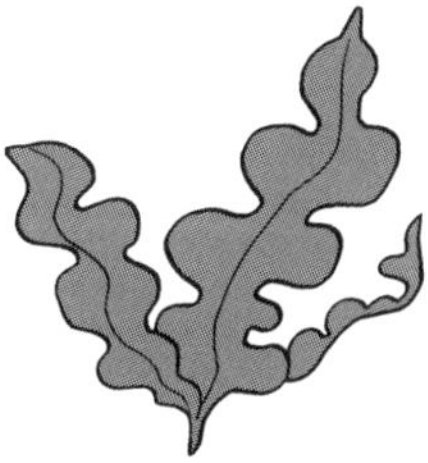

海藻類

マイタケなどのキノコ類、海藻類も良質な水溶性食物繊維を含みます。わかめや昆布に含まれる食物繊維のアルギン酸は、胆汁酸再吸収抑制作用とともに古い胆汁酸を排泄し、コレステロールを下げる効果があります。こんにゃくの成分である水溶性食物繊維のグルコマンナンは小腸からの胆汁酸の再吸収を抑制・排出を促進し、新たな胆汁酸の生成を促す作用をもちます。

※甲状腺機能低下の方は海藻類、特に昆布の摂りすぎには注意しましょう。

22

魔法の7つの食習慣❸食物繊維をとろう

食物繊維の増やし方

食物繊維はダイエットの強い味方です。にもかかわらず1950年頃には一人あたり一日20gを超えていた食物繊維摂取量が、穀類の摂取量減少に伴い、現代人は減少傾向にあります。日本人の食事摂取基準では、現在の日本人が当面の目標とすべき摂取量は、18〜64歳で男性21g以上、女性18g以上となっています。欧米では一日24g以上の摂取で心筋梗塞、脳卒中、2型糖尿病、乳がん、胃がん、大腸がんなどの発症リスク低下が観察されるとの研究報告があります。

食物繊維を生野菜で摂ろうとすると量的に多くなり食べる事が難しく、汁物にいれる、蒸す、炒める、茹でるなどして野菜のかさを減らす工夫が必要です。1日の食物繊維量24gを目指すなら、やはり穀類からの摂取量を増やす事です。主食の炭水化物をまずは1食だけでもオートミールに置き換えてみる事や、もち麦や押し麦をいつものご飯に混ぜるだけでも、1日でとれる食物繊維の量を増やす事ができます。

これらは玄米よりも非常に食物繊維量が多いのが特徴です。オートミールは苦手な方も多いかもしれませんが、左のレシピのオートミールおにぎりのように電子レンジを使うと、米化して食べやすくなります。左のレシピのオートミールおにぎり2個分で一般的な白米ご飯のおにぎり1個分くらいになり、約半分のカロリーに相当します。

その他、主食の炭水化物の摂り方の工夫は128ページでも紹介します。海藻類・キノコ類・こんにゃくも食物繊維が多い食材ですので毎日の食生活にとりいれるように心がけましょう。その際気をつけたいことは、調理の味付けです。煮物にして多めの砂糖を使ってしまうと血糖値を知らずに急上昇させてしまっている場合があるので注意しましょう。

オートミールおにぎりレシピ

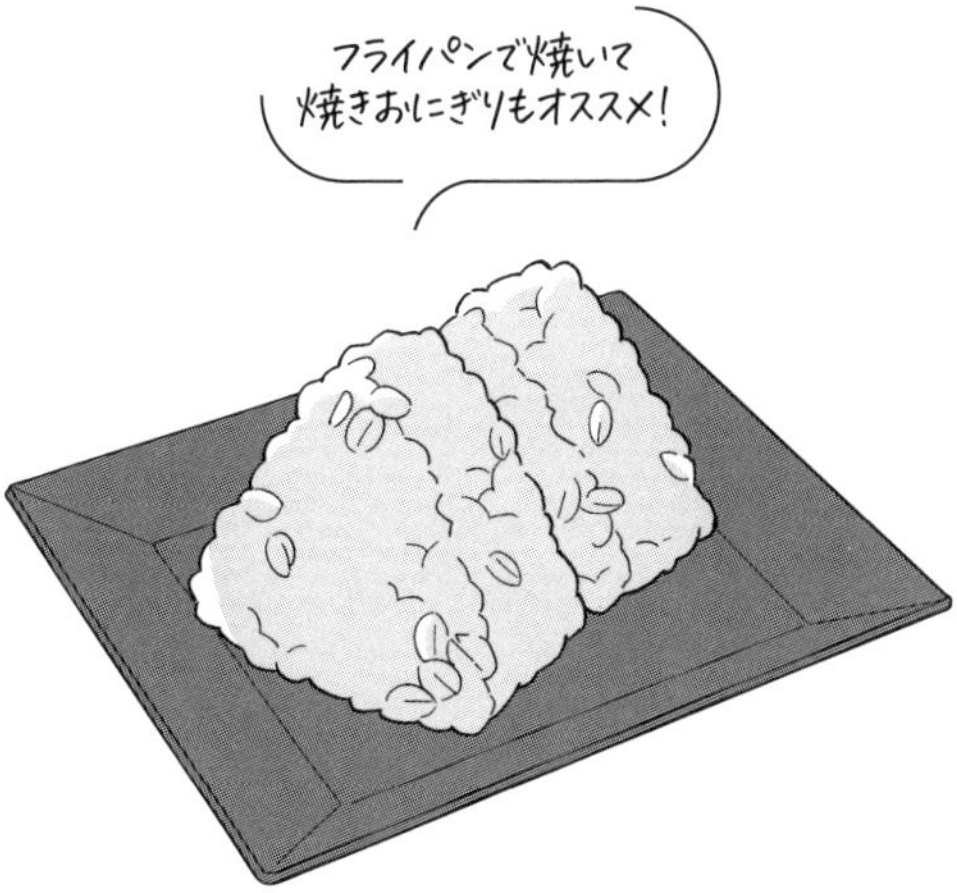
フライパンで焼いて
焼きおにぎりもオススメ!

【材料】 1個分

オートミール…………………… 30g
水………………………………… 60ml
塩………………………………… 適量
のり……………………………… 適量
【具】鮭やおかかなどタンパク質の具材がおすすめです。

【作り方】

①耐熱容器にオートミールと水を入れ軽く混ぜる
②上からふわっとラップをして、電子レンジで1分30秒加熱する
③電子レンジから取り出したら全体をさっとなじませる
④お好みの具を入れ、塩をまぶしラップを使っておにぎりにする
⑤海苔を巻いてできあがり

オートミールお好み焼きレシピ

【作り方】

①キャベツを粗みじん切りにする
②豚肉は食べやすい大きさにきる
③大きめの耐熱容器にオートミールと水を入れ、ふわっとラップをかけレンジに1分半かける
④取り出したら生地を軽く混ぜ、具材を入れて全体に混ぜ合わせる
⑤フライパンに油をひき、④を流し入れ中火で焼く
⑥焼き色がついたら裏返し、蓋をして弱火〜中火で5分程焼く。
⑦肉と生地に火が通ったことを確認して皿に盛り、トッピングをかけてできあがり

【材料】

（生地）
オートミール…………………… 20g
水………………………………… 100ml

（具材）
キャベツ………………………… 100g
豚肉（薄切り）………………… 3枚
卵 ……………………………… 1個
桜エビ…………………………… 大さじ1

（トッピング）
ソース
かつおぶし ……………… 適量
青のり

23

魔法の7つの食習慣③食物繊維をとろう

発酵性食物繊維の効果

近年の研究で腸内細菌が肥満や糖尿病をきたす病態に関与することがわかってきました。腸内細菌によって産生される短鎖脂肪酸は、受容体を介して食欲を抑え、交感神経を刺激しエネルギー消費を高めるなど肥満を抑制する働きを有しています。そこで今特に注目されているのが、腸内細菌の餌になる発酵性食物繊維です。食物繊維の発酵によりさまざまな短鎖脂肪酸が生成されます。サプリメントとして売られているグァーガム分解物は発酵性食物繊維として広く研究されています。血糖値の上昇抑制や善玉菌をふやし、ミネラルの吸収促進、腸粘膜の修復などさまざまな効果があります。面白いことに肥満糖尿病マウスの実験ではこのグァーガム分解物を摂取したマウスの筋量の減少が、有意に改善したと報告されています。単純にタンパク質の摂取量を増やすのではなく、腸内環境を健康的な状態に保つことも非常に重要だと言えます。また、大豆・コメ・そば・酒粕には水溶性食物繊維と同様の働きをするタンパク質の一種、レジスタントプロテインというものが含まれます。これにはコレステロールや胆汁酸の排泄作用、動脈硬化改善作用も示されています。

大豆を材料に腸内のエクオール産生菌が女性ホルモンと同様の働きをする「エクオール」を産生します。エクオールの働きにより更年期症状や内臓脂肪の減少などの効果が期待され、日本人の中高年女性の約半数はこのエクオール産生菌を持つと言われ、若年女性ではその割合は減少しているようです。これには大豆を食べる習慣が関係しているとも言われています。とはいえ62ページで紹介したSIBOの症状に当てはまる消化力低下タイプの方は過剰な食物繊維や大豆製品が合わないことがあります。自分の状態をよく確認しながらとりいれましょう。

短鎖脂肪酸が増える仕組み

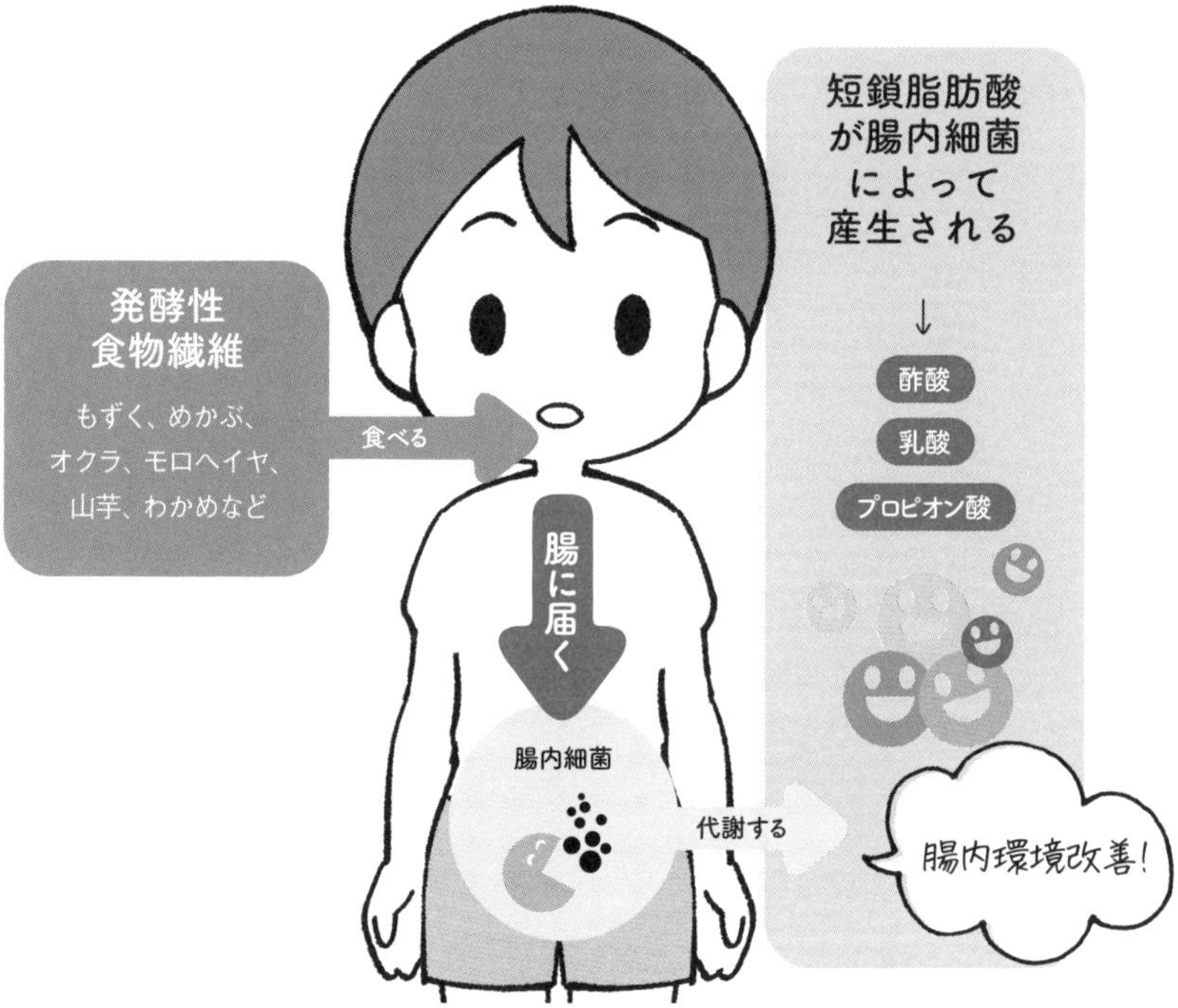

短鎖脂肪酸とは、腸内細菌が作る、酪酸・プロピオン酸・酢酸などの有機酸のことです。特に酪酸は腸上皮細胞のもっとも重要なエネルギー源であり、抗炎症作用など優れた生理効果を発揮します。発酵性食物繊維の多くは水溶性食物繊維で、もずく、ワカメ、めかぶ、大麦、オートミール、オクラ、ヤマイモ、大根、アボカドなどがおすすめ。

24

魔法の7つの食習慣④ボーンブロスをとりいれよう

ダイエットの味方ボーンブロス

基本的には面倒なことはやりたくない、楽して痩せたい。という方が多いのではないでしょうか？

そんな面倒くさがりのあなたでもできる「ボーンブロス」をダイエットの食事にとりいれましょう。どの個体差タイプの方にもおすすめの1品です。

ボーンブロスとは

BONE（ボーン）＝骨

BROTH（ブロス）＝出汁

という意味で、骨つき肉にお好みで野菜も加えてじっくり煮込んで作るスープです。骨つき肉は鶏手羽や手羽元、豚骨、牛骨など何でも構いません。また魚のあらを元に作るスープも美味しいです。骨の構成要素であるコラーゲンはアミノ酸を含み、煮込むことでコラーゲンはゼラチンに分解されます。その他ミネラルも溶け出し、これ一品で栄養価の高いスープができあがります。消化力の弱い方にもとてもおすすめです。実はアーユルヴェーダでも身体が疲れていて消耗している人には肉汁のスープを飲むようにすすめています。慢性疲労タイプの方にとっても身体を癒してくれる養生食になります。具材を入れて、後は煮込むだけなのでとても簡単で忙しい人でも作れます。時間がない方は圧力鍋やスロークッカーを使うとさらに簡単にできます。全く時間が無いという方は、インターネットで購入もできます。無添加でグラスフェッドのものなど、良質なものも販売されています。

タイプ別例では甘いものへの欲求の訴えが多くありました。低血糖時は理性では抑えられない異常な欲求がでてきます。そんな時、甘いお菓子をつまむ前にボーンブロスを飲んでみてください。満たされる感じと安堵感を体験するはずです。お菓子を食べてしまう悪習慣を無理なくやめることができます。

基本のボーンブロスレシピ

＼手羽先ボーンブロス／

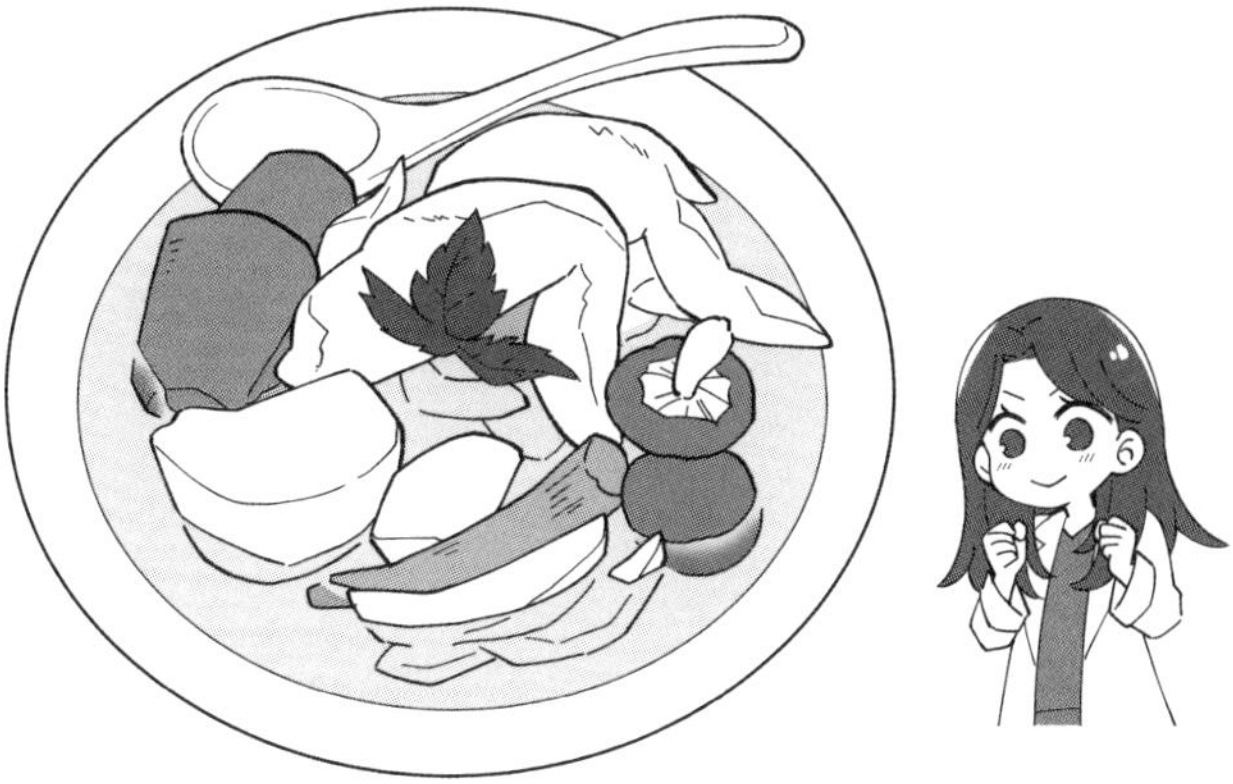

【作り方】

①手羽先をサッと湯通しして、表面の酸化した脂を取っておく
②タマネギ、ニンジン、セロリは食べやすい大きさに切る
③全ての材料を鍋に入れ、分量の水と干し椎茸の戻し汁を合わせ強火にかける
④煮立ったらアクをすくって弱火にし蓋をしないで1時間以上煮込む
⑤器にスープを盛り、塩を振って味を整える

材料　（作りやすい分量）

手羽先……………………… 10本
タマネギ…………………… 1個
人参………………………… 1本
セロリ……………………… 1本
干し椎茸…………………… 2枚
（500mlの水で戻しておく）
水…………………………… 1.5L
塩…………………………… 少々
※大さじ1程度の酢を加えて煮込むと骨の中のカルシウムが溶け出しやすくなります

ポイント

一度にたくさん作っておくと便利です。
粗熱が取れたら保存容器に移し、冷蔵庫保存（3～4日）。
または、小分けして冷凍保存（約1カ月）。

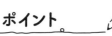

ボーンブロス×カンタン7変化レシピ

カレー

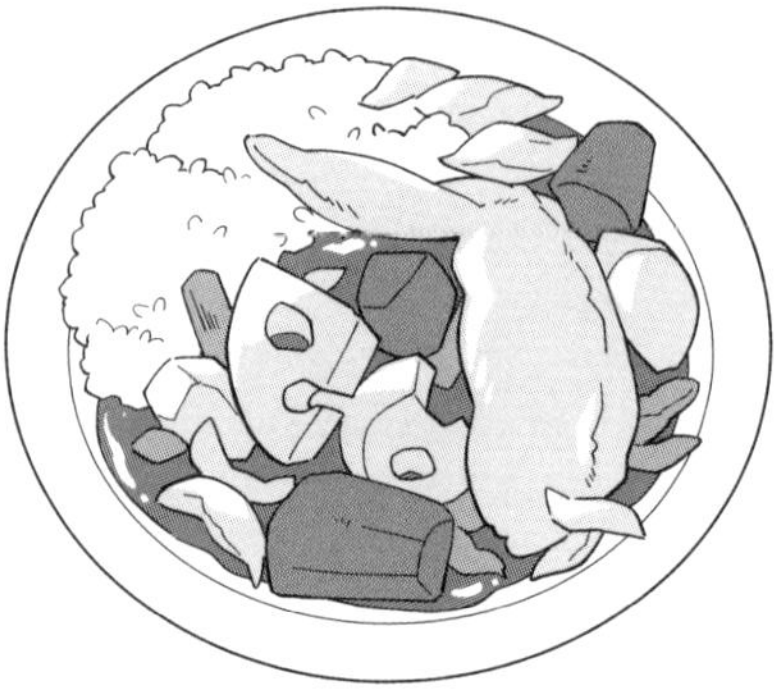

【材料】
基本のボーンブロス（全ての具材も）
市販のカレールー

【作り方】
①作りたい分量のボーンブロスに、適量のカレールーを溶かす

※市販のカレールーの代わりにカレー粉とトマト水煮缶（カットタイプ）を使用してもOK

フォー

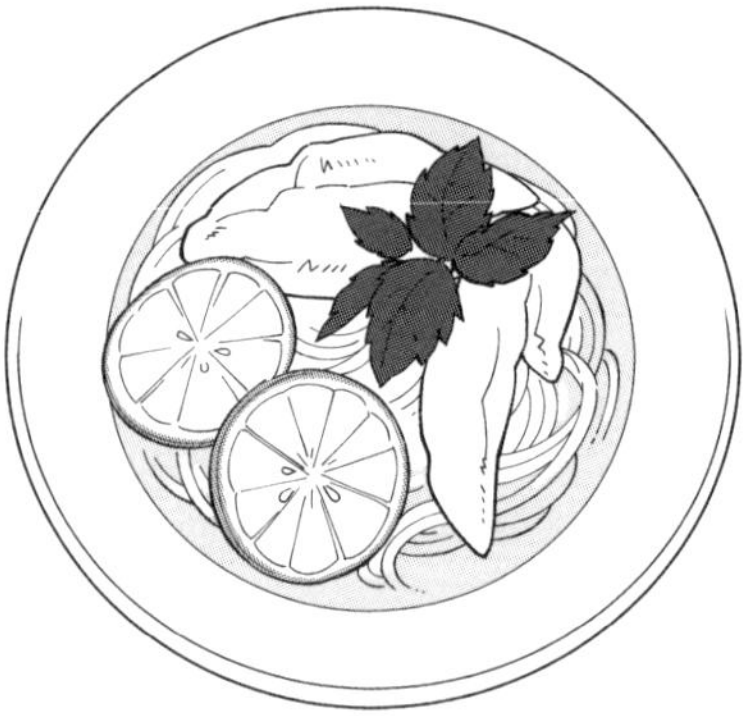

【材料】
基本のボーンブロス（スープと手羽先）
米麺
パクチー：少量
ライム（またはレモン）のスライス
塩適宜／ナンプラー：小さじ1

【作り方】
①米麺を茹でる
②塩味を付けたスープに、ナンプラーを入れ沸かす
③できたスープに米麺を入れ、パクチー、ライムをトッピングする

パエリア

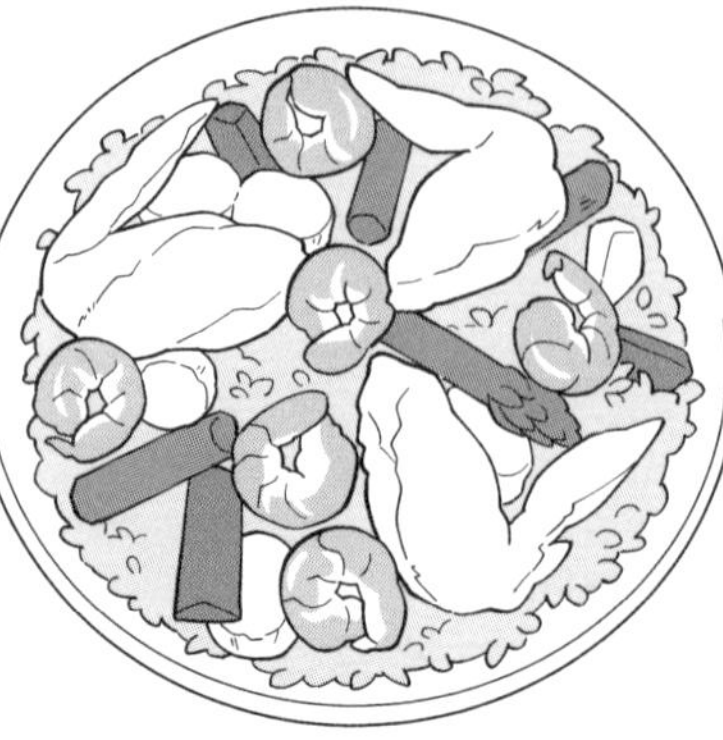

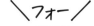

【材料】　2人分
基本のボーンブロス（全ての具材）
お好みの魚介類
米1合（洗わない）
ターメリック：ひとつまみ
塩少々

【作り方】
①フライパンに米を入れ、ひたひたにボーンブロスを入れる
②具材と塩少々、ターメリックをひとつまみ入れ、蓋をしないで中火で20分程炊く

＼ポタージュ／

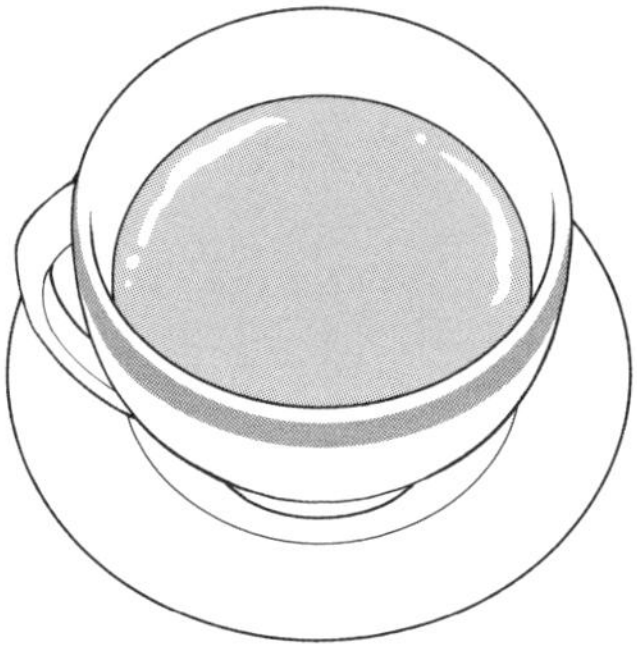

【材料】
基本のボーンブロス（手羽先は除く）
豆乳または牛乳
塩少々

【作り方】
①野菜の入ったボーンブロスをミキサーにかける
②豆乳または牛乳で好みの濃さに調整
③塩を振って味を整える

＼手羽先の甘辛焼き／

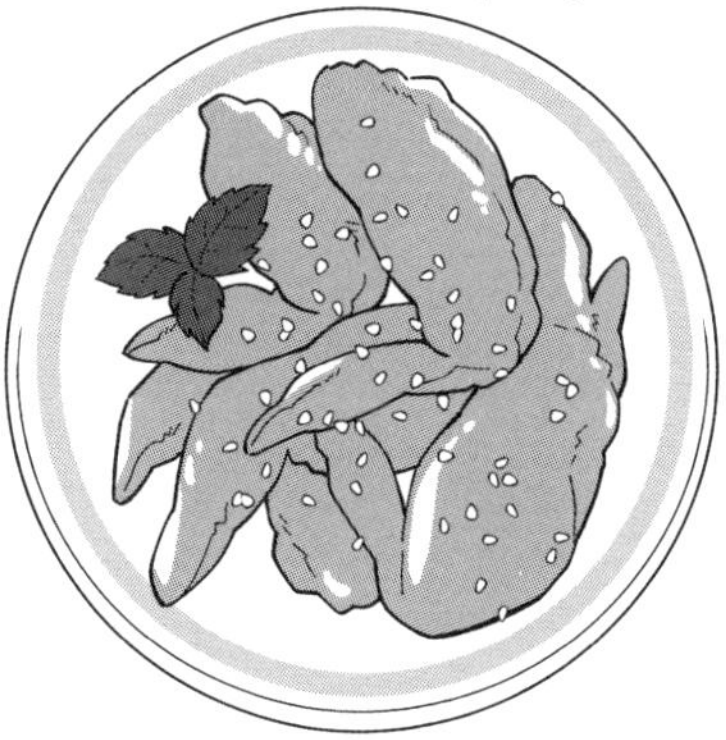

【材料】
基本のボーンブロスでスープを取り終えた手羽先（５本の場合）
醤油：大さじ１
みりん：大さじ１
胡麻適量

【作り方】
①フライパンに醤油とみりんを入れ、火が通ったら手羽先を入れる
②タレをからめながら焼き、仕上げに胡麻を振る

＼簡単サムゲタン／

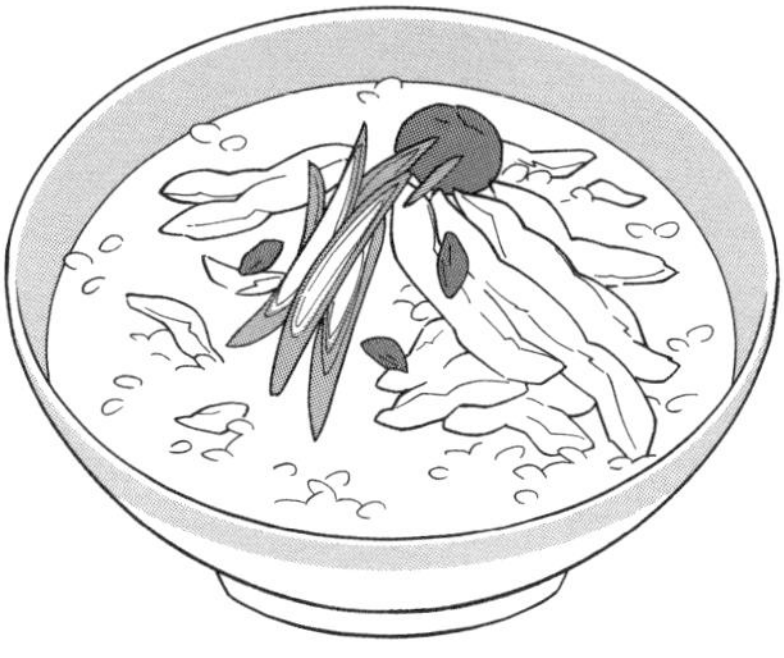

【材料】２人分
骨付き鶏もも肉：２本
米：1/2合（またはもち麦）
ニンニク：１片／塩：少々
（乾燥なつめ２～３個、クコの実少々）
【作り方】
①鍋にたっぷりの水を入れ、材料をすべて入れる
②沸騰したらアクを取り、弱火で40～50分煮込む。※途中、水分が減ってきたら、少し水を足してもよい
③仕上げに、肉をほぐして器に盛り、塩で味を整える

25

魔法の7つの食習慣⑤魚を食べよう

魚油の抗肥満効果

ＥＰＡ・ＤＨＡを多く含む魚油は、抗肥満作用をもつ機能的な食品で、疫学調査でも肥満の抑制に効果があることが報告されています。ヒトには2種類の脂肪組織「白色脂肪組織」と「褐色脂肪組織」が存在します。白色脂肪組織は脂肪を貯めこむのに対して、褐色脂肪組織は脂肪を分解し熱を産生することで体温を保持し、全身のエネルギー調節に関わります。近年、新生児に認められている褐色脂肪が成人にも存在し、その減少が中年太りやメタボリックシンドローム、生活習慣病の原因になることが明らかとなってきました。

褐色脂肪の減少を防ぐことができれば、肥満やそれに関連する病気を防ぐことができると考えられています。魚油の摂取により、交感神経の穏やかな活性化が引き金となって、脂肪細胞の褐色化が引き起こされ褐色様脂肪細胞（ベージュ細胞）が増加し、エネルギー（体脂肪）の消費が促進されることがわかっています。またマウス研究では、魚油朝食摂取群で血液と肝臓中の中性脂肪の減少が有意にみられ、ＥＰＡ・ＤＨＡの血中濃度も朝食時の摂取群で有意に増加していることもわかっています。

日々の食事では肉に偏り過ぎることなく、青魚なども食べるように心がけましょう。さば缶やいわし缶、さんま缶などは忙しい人でも、簡単にとりいれられる食材です。臭いが気になる方はカレー風味にすることで食べやすくなります。特に朝に摂ることが血中のＥＰＡ・ＤＨＡ濃度も高め脂質代謝も改善しやすいので、朝に1品追加してみましょう。

魚の水銀蓄積のことに関してはクロマグロ、キンメダイ、メカジキのような大型魚に多く蓄積している傾向があるので、アジ、サケ、タイなど小魚を中心にとりいれていきましょう。

魚缶詰×カンタンレシピ

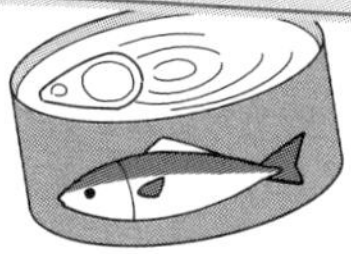

臭みが苦手ならカレー風味

さば缶焼きカレー

【材料】（1皿分）

残りのカレー
さば水煮缶……………………… 1/4
ご飯…………………………… 茶碗に軽く
ピザ用チーズ………………… 適量

【作り方】
①グラタン皿にご飯を敷く
②残りのカレーとほぐした鯖缶を混ぜる
③ご飯の上に②をかけて、ピザ用チーズを散らす
④オーブントースターで10分焼く

洋風さば缶トマト煮

【材料】（2人分）
さば水煮缶……………………… 1缶
トマト水煮缶（カットタイプ）1缶
玉ねぎ………………………… 1/2
キャベツ……………………… 1/4玉
オリーブオイル……………… 適量
コンソメスープの素………… 1個
塩、胡椒……………………… 少々
シュレッドチーズ…………… お好みで

【作り方】
①玉ねぎをスライスして、オリーブオイルでしんなりするまで炒める
②そこに、さば缶（汁ごと）とトマト缶、コンソメスープの素を入れる
③煮立ってきたらざく切りにしたキャベツを入れて、中火で10分程煮込む
④仕上げに塩コショウをして、シュレッドチーズをのせてできあがり

さんま水煮缶でもOK！

いわし缶の梅煮

【材料】（2人分）
いわし缶（水煮缶）………… 1缶
大きい梅干…………………… 1個
大葉…………………………… 2枚
つゆの素……………………… 適量
※なるべく果糖ブドウ糖液糖不使用のもの

【作り方】
①大葉を刻む
②鍋に市販のつゆの素を希釈して入れる
③いわし缶と梅干しを入れ、5分度煮る
④大葉をのせてできあがり

いわし缶と豆苗のサッと炒め

【材料】（2人分）
いわし缶（水煮缶）………… 1缶
豆苗…………………………… 1パック
オリーブオイル……………… 適量
塩、胡椒……………………… 少々

【作り方】
ほぐした鰯缶と豆苗を入れサッとオリーブオイルで炒めて塩、胡椒を振って、できあがり

26

魔法の7つの食習慣⑤魚を食べよう

魚は良質なタンパク質

ダイエット中の補食におすすめの魚肉ソーセージやちくわは、実はとても優れた有用性があることがわかってきています。かまぼこやちくわなどに使用される「スケトウダラ」のタンパク質には筋肉増加効果があり、特に加齢に伴い減少する「速筋」を増加させる効果があると研究によって明らかになっています。

ヒトの筋肉は2種類の筋繊維がランダムに並んで束になっています。瞬間的に大きな力を出す「速筋」はジャンプをしたり、転びそうなときにぐっと踏ん張る時に使われます。一方で、「遅筋」には持久力があり、ウォーキングなどの有酸素運動、姿勢の維持や呼吸をするのに使われます。65歳以上の女性でスケトウダラの速筋タンパク質を3カ月間、毎日4・5g食べて、筋肉量を測定する臨床試験では、特別な運動はなくタンパク質の摂取だけで平均筋肉量に有意な増加が認められました。4・5gはスケトウダラ100%のちくわなら小2本で摂取できます。補食やおかずの1品にも簡単にとりいれやすく、ダイエットに欠かせない筋肉増加の効果が期待できる優れものです。選ぶときにはなるべく添加物の少ないものを選びましょう。魚のメリットは肉同様に、魚1切れ約100g当たり、タンパク質が約20gも摂れるところです。さば、鮭、まあじ、ひらめなどはどれも約20gに達します。肉に比べ消化に負担が少ないので、消化力低下タイプの方はとりいれやすい食材です。また魚は食事から摂れるビタミンDの貴重な摂取源です。ビタミンDは良好な血糖コントロールにも必要です（148ページ）。

ビタミンD不足があると、うつやアレルギーなどの発症リスクも高まります。積極的に食習慣にとりいれましょう。

スケトウダラの「筋肉増加効果」

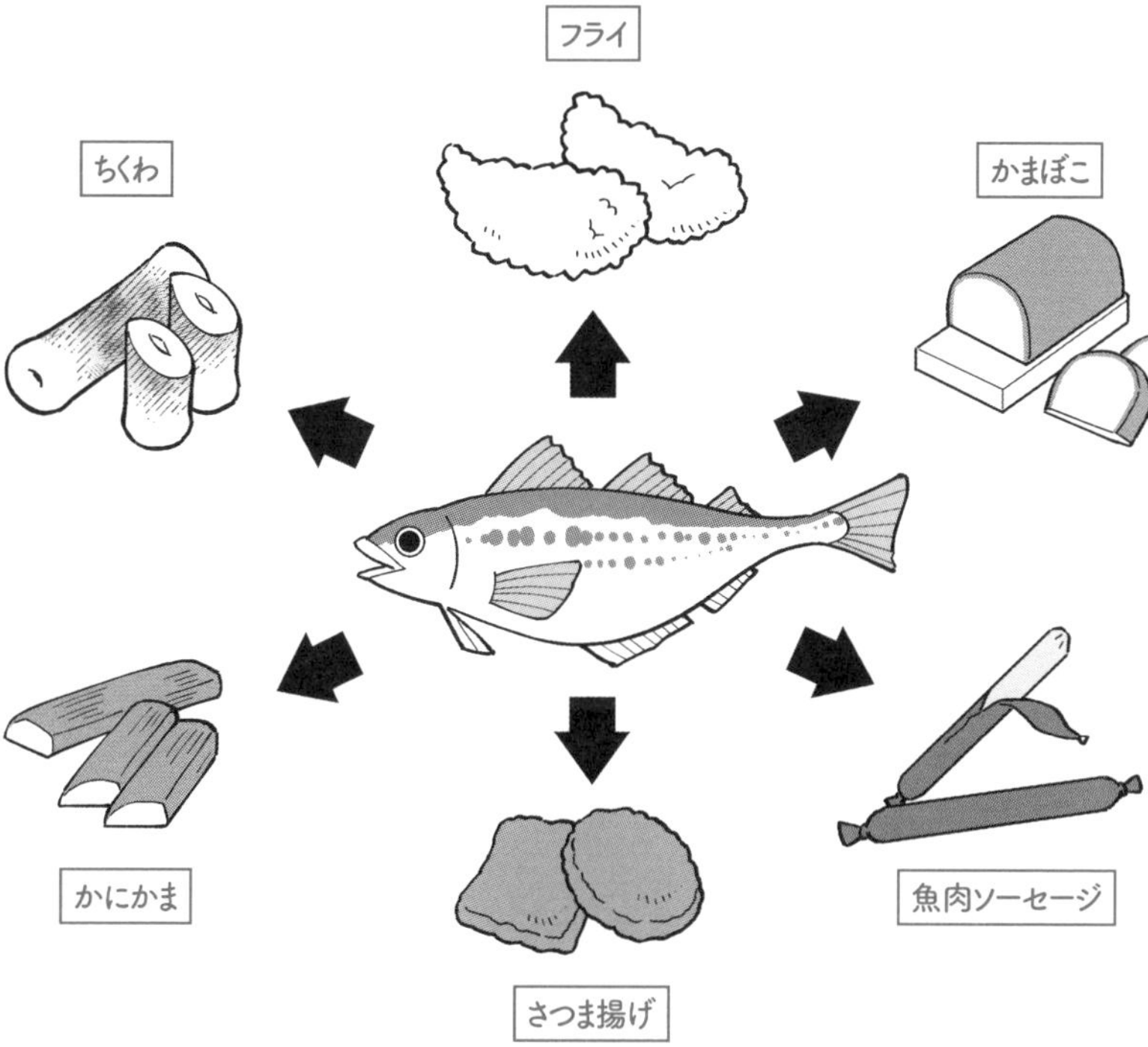

スケトウダラは、たらこの親として知られる白身魚です。鮮度が落ちやすいため、棒鱈など干物として売られています。鶏卵は、体内利用効率がいい良質なタンパク質ですが、スケトウダラのタンパク質も鶏卵と、同等以上に良質なタンパク質です。

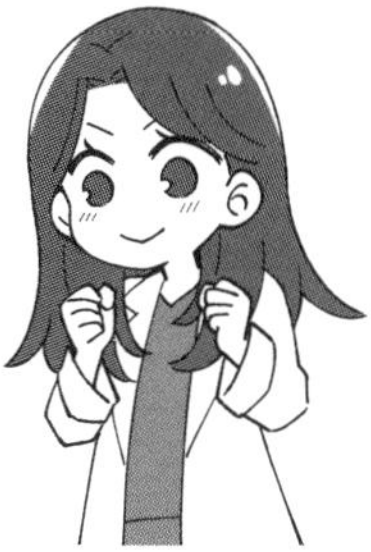

27

魔法の7つの食習慣❻主食の種類を変えて分食しよう

血糖値上昇を抑える大麦

主食をカットしてしまうと一時的に痩せることはできますが、基礎代謝が低下し、かえって太りやすい体質になってしまうことは32ページでお話したとおりです。

主食の炭水化物の種類を変えて、分食をしても血糖値の上昇がみられる場合は、食後の運動を積極的にとりいれましょう。117ページで紹介したオートミールですが、苦手という方はもち麦や押し麦を加えた麦ごはんを食べましょう。もち麦は水溶性食物繊維「β-グルカン」を多く含みコレステロール低下・排便促進・免疫調節・食後血糖値の抑制・満腹感の持続・内臓脂肪蓄積抑制など多様な効果があります。食後高血糖タイプや基礎代謝低下タイプで食べたらすぐ太る、という方はお米ともち麦の割合を1対1にして5割の麦ご飯を炊いてみましょう。米用計量カップに白米1カップ、もち麦1カップにして通常の2合分の水より少し多めに調整します。こうすることで食物繊維はご飯茶碗1杯（150g）で約4gになります。また基本の精白米を分づき米（131ページ）にするとさらに血糖値の上昇が抑えられます。

また血糖値が急上昇しやすい方は、一食のお茶碗1杯分を20g、30g、50g、80gというように分けておにぎりを作り、間隔を空けて分食すると、さらに血糖値上昇を抑えやすくなります。

注意事項としては、今まで厳格に糖質制限をしてきた方は耐糖能が低下している可能性があり、急に主食を食べ始めることで、血糖値が急上昇してしまう傾向があります。今まで厳格な糖質制限をしてきた方ほど、徐々に増やすようにしてください。このような方は、やはり食後の運動と一緒に取り組むことをおすすめします。

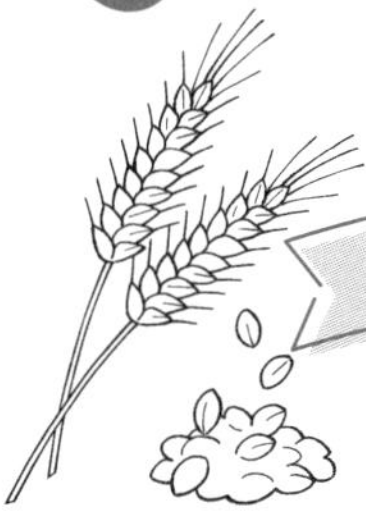

もち麦×カンタンレシピ

もち麦入りミネストローネ

【作り方】

①Aの材料を1cm角に切る、ニンニクはみじん切りにする
②鍋にオリーブオイルを入れ、ニンニクとベーコンを炒める
③ニンニクの香ばしい香りが出てきたら、玉ねぎ、にんじん、セロリを入れて炒める
④玉ねぎがしんなりしてきたら、水、もち麦、じゃがいも、トマトを入れ煮立たせる
⑤アクをすくったら、弱火にしてじゃがいもが柔らかくなるまで煮る
⑥塩、胡椒で味を整えてできあがり

材料 （作りやすい分量）

もち麦（生）	20g	
ベーコン	50g	A
玉ねぎ	1/4 個	A
にんじん	1/2 本	A
じゃがいも	中 1 個	A
セロリ	1/2 本	A
トマト水煮缶	1/2 缶	
ニンニク	1 片	
オリーブオイル	大さじ 1	
水 3 カップ	600cc	
塩、胡椒	少々	

包丁を使わずにできる!

もち麦 100%のツナ炒飯

【材料】（1 人分）

もち麦（茹でたもの）	200 g
卵	1 個
ツナ缶	1/2 缶
カイワレ大根	1/2 パック
塩、胡椒	少々
醤油	少々
オリーブオイル	適量

【作り方】

①卵を割り、茹でたもち麦に混ぜておく
②フライパンにツナ 1/2 缶を入れ、軽く炒める
③1 を入れ、パラパラになるまで炒めたら、カイワレ大根を入れサッと炒める
④醤油、塩、胡椒で味を整えできあがり

もち麦ササミのスパイスサラダ

【材料】（2 人分）

もち麦（茹でたもの）	100g	
蒸しササミ	2 本	
レタス	1/4	
クルミ	20g	
オリーブオイル	大さじ 1	A
レモンの絞り汁	大さじ 1	A
塩	小さじ 1/2	A
クミンパウダー	小さじ 1/2	A

【作り方】

① A のドレッシングを混ぜておく
②レタスは食べやすい大きさにちぎる
③クルミは粗みじん切りにする
④蒸しササミは食べやすい大きさにほぐす
⑤ボールに全ての材料を入れ、A のドレッシングであえてできあがり

28

魔法の7つの食習慣⑥主食の種類を変えて分食しよう

高アミロース米を食べよう

お米を選ぶ時は、高アミロース米を選んでみましょう。同じお米でもデンプンの種類によっても血糖値の上昇度合いは変わってきます。デンプンは、ブドウ糖が鎖のように多数つながった構造をしていて、ブドウ糖のつながり方の違いにより2つのタイプがあります。直鎖状につながったタイプを「アミロース」、ところどころ枝分かれしながらつながっているタイプを「アミロペクチン」といいます。

この構造と含量の違いにより、デンプンの性質がかなり異なっています。うるち米のデンプンは、アミロース約20%、アミロペクチン約80%の比率ですが、もち米のデンプンはアミロペクチン100%です。つまり、お米の粘りと柔らかさは、アミロペクチンに由来しているということです。

日本人は粘りのあるお米を好む傾向があり、「美味しい」とされるお米もアミロースの含量が低いものが多いです。

アミロース含量が0・14〜17、23〜25%と異なる米を用いて男女33人の健常者に対し血糖値上昇やインスリン応答を調べた研究では、23〜25%のアミロース含量の米を食した場合に、もっとも血糖値上昇が緩やかであったとする研究があります。

個体差はもちろんあると思いますが、ダイエットにおいては高アミロース米（インディカ米など）を試してみるのもいいでしょう。アミロースの含量が多いほどパサパサした食感になり日本人好みの質感ではありませんが、カレーやピラフ、炒飯などの時にうまく使いわけるのもおすすめです。

ちなみに玄米は、消化力低下タイプの方にはおすすめできません。玄米は、鉄の吸収を阻害してしまうので、鉄欠乏性貧血タイプや肉の摂取量が少なすぎる女性には、分づき米をおすすめします。

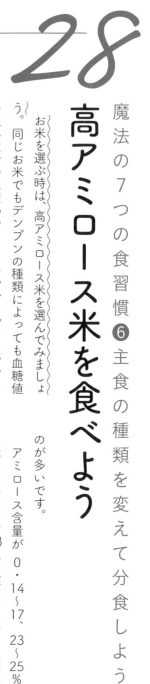

高アミロース米を食事にとりいれよう

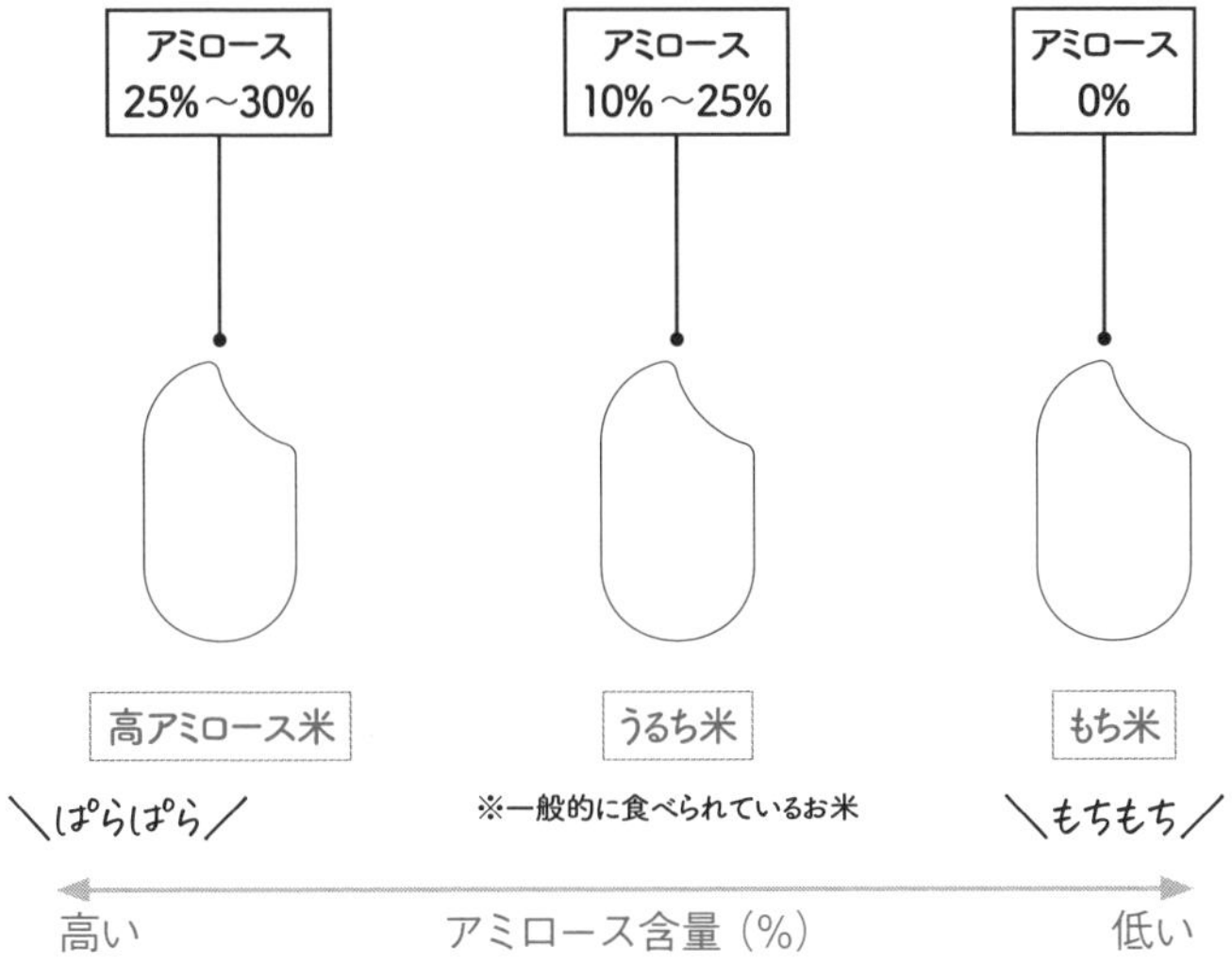

高アミロース米は、白飯にすると粘りが弱く、パサパサしているため、カレー、ピラフ、チャーハン、リゾットやエスニック料理むき。ササニシキはアミロースの割合が多く、昔ながらのさっぱりとしたタイプのうるち米なのでおすすめです。

参照：農業・食品産業技術総合研究機構「日本で栽培されている米のアミロース含量」より抜粋

＼分つき米もオススメ！／

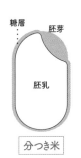

白米はぬかや胚芽を完全に取り除いた状態ですが、栄養豊富なぬかと胚芽を残したお米のことを「分づき米」と呼び、残っているぬかの量などから種類が分かれます。ぬかや胚芽が残ることで脂質、ビタミン、食物繊維、ミネラルなどが多く含まれます。浸水時間の目安は、7分づきは2時間、5分づきは3時間、3分づきは5時間。消化力低下タイプの方は7分づきからトライ。白米より日持ちがしません。

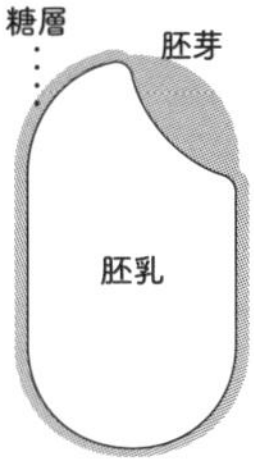

分つき米

3分づき米…ぬかが約30％除去され胚芽が残っているお米
5分づき米…ぬかの約半分が除去され、胚芽がほぼ残っているお米
7分づき米…ぬかの約70％が除去され、胚芽の一部が残っているお米

29

魔法の7つの食習慣⑦ミネラル食材をとろう

代謝をサポートするミネラルのとり方

ミネラルは生体のほとんど全ての機能に密接に関わっている重要な栄養素ですが、現代では加工食品や市販のお弁当やお惣菜などを食べる機会が増えたことなどによって、ミネラル不足や欠乏が深刻です。

ダイエットでは、ついついタンパク質の摂取ばかりを意識してしまいますが、ミネラルはカルシウムなどのように骨や歯の構成成分であるだけではなく、身体の代謝に必要な酵素の働きを活性化するためにも欠かせません。特にマグネシウムは生体内で約600種以上とも言われる酵素の働きを助けるミネラルで、ダイエットにおいても糖や脂質を効率良く燃焼しエネルギーに変換する時に必要です。またマグネシウムや鉄は睡眠ホルモンであるメラトニンの生成にも必要（138ページ）。不足がある場合はダイエットにおいて重要な、睡眠の質を悪化させてしまう可能性もあります。

マグネシウム不足になる原因は「栄養不足チェック」（153ページ）にもありますが、高タンパク食・高脂肪食をしすぎても、尿中のマグネシウム排泄量が増えることがわかっています。また運動時も汗としてナトリウムなどが排泄されるだけではなく、尿中からカルシウムやマグネシウムのミネラルが失われやすいので、積極的に運動時も補う必要があります。これは女性よりも男性に多くみられるパターンですが、日中は水代わりにコーヒーなどのカフェイン飲料を飲み、仕事ではストレスが多く、会社帰りにはジムに通いで筋トレやジョギングをして、その後はプロテインドリンク。汗を流した後はサウナに入ってビールを飲む。このスタイルは「カフェイン類の摂取」「ストレス」「激しい運動」「高タンパク」「アルコール」……どれもマグネシウムが失われる生活スタイルですので要注意です。

ミネラルの大事な働き

酵素の働きをよくするためには
ビタミン・ミネラルが必要
特にビタミンB群や鉄・亜鉛・マグネシウムは大切!

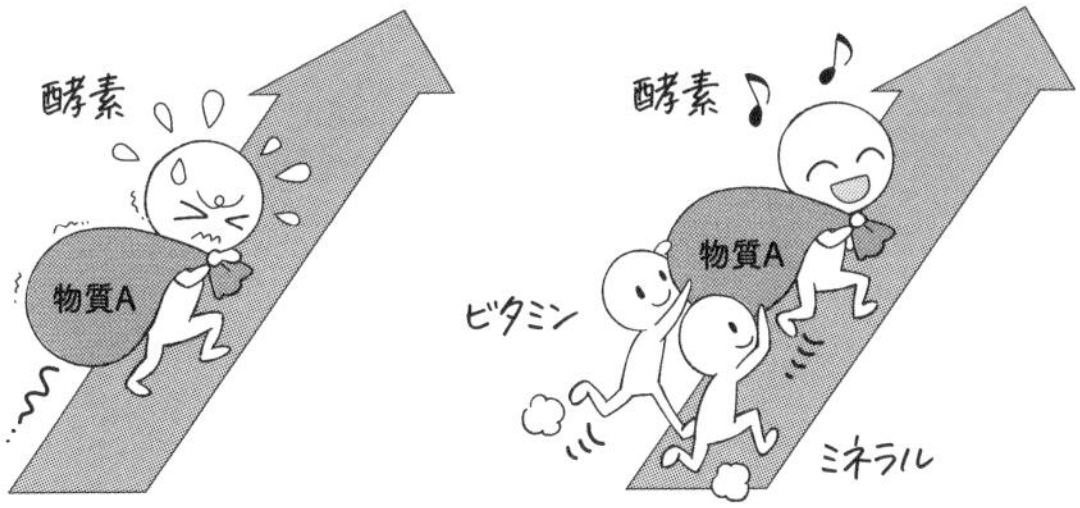

身体の中でおこるさまざまな化学反応の触媒として働くタンパク質が酵素です。ビタミン・ミネラルはその酵素の働きを手助けする潤滑油のような存在です。

\簡単! ちょい足しミネラル/

1. ご飯を炊くときや飲み物に「にがり」を数滴
2. ごまやあおさは副菜に1振り、ご飯のふりかけに
3. ヘンプシードナッツをサラダや炒飯、ヨーグルトに
4. 調味料のお塩はミネラルの多い天然塩
5. 雑穀をご飯に混ぜる

「にがり」は摂りすぎると軟便や下痢になることがあります。数滴たらしましょう。雑穀では、アマランサスやキヌア・あわは特にミネラル豊富です。

30

魔法の7つの食習慣⑦ ミネラル食材をとろう

ミネラルが失われている食材に注意

まずは水煮野菜（レトルト食品などに多く使用されている）。水煮食材は工場の製造過程でビタミンやミネラルが失われています。冷凍食品・缶詰・加工食品。リン酸塩が添加されていることが多く、リン酸塩はミネラルと結合しミネラルの吸収を阻害します。パッケージの裏面をチェックし、リン酸塩が含まないものを意識するといいでしょう。そして、精製された食材（油・砂糖・塩・米など）。精製され過ぎた塩や砂糖ではなく、ミネラルを多く含む天然塩や粗糖などを調味料にとりいれましょう。

とはいっても日々、仕事や家事にと忙しい方にとっては、このような加工食品は便利なので助けになるのも事実です。すべてを除去しようとすればするほど、かえってストレスになります。本書では全て自炊や無添加のものを推奨しているわけではなく、ミネラルは不足しやすいので日々気をつけてコツコツと摂取する生活をしよう、ということをおすすめしています。

特におすすめ食材は「にがり（とりすぎると下痢・軟便になるので注意）」「ごま」「ヘンプシードナッツ」「あおさ」「アマランサス」「煮干しの粉」。これらはマグネシウムをはじめミネラルをお手軽に摂れる食材です。これらの食材を常備しておきましょう。ヨーグルトやあえもの、飲み物や汁物、いろいろな料理にふりかけるだけで、とっても簡単で今日にでも始められます。

また外食・加工食品が多い人はカルシウム・鉄・亜鉛なども不足している傾向があります。鉄や亜鉛は基本的には動物性タンパク質から摂取できます。おやつには煮干しもおすすめ。カルシウムは乳製品以外にも、骨ごと食べられる小魚、干しエビやサクラエビ、野菜では小松菜、水菜などにも含まれます。

マグネシウム食材をとりいれよう

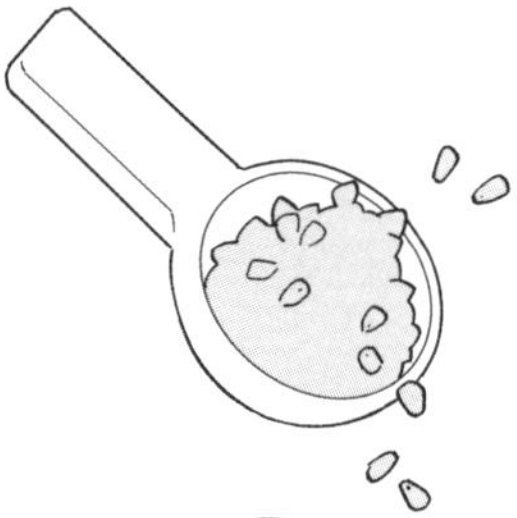

ヘンプシードナッツ

ヘンプシードナッツ（Hemp seed nuts）とは、麻の実のこと。古くから日本をはじめ世界中で食されてきました。良質なタンパク質で必須アミノ酸をすべて含有しており、ビタミン、ミネラル特に鉄・銅・亜鉛・マグネシウムをバランス良く豊富に含み、手軽に料理に使えます。摂りすぎは下痢や腹痛になることもありますので、注意してください。

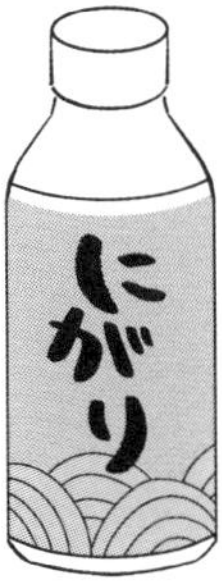

にがり

にがりを米を炊くときに入れてみましょう。便秘で困っている人はにがりを数滴飲み物にたらして飲むと、快便になることがあります。

1回に数滴、水や味噌汁、料理に混ぜてみましょう。

マグネシウム豊富な食材

ごま

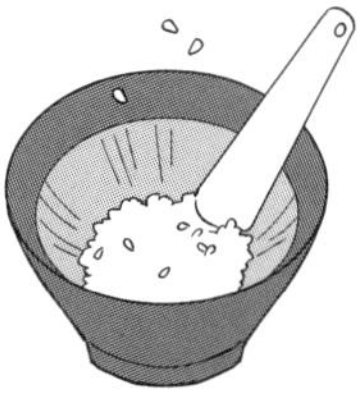

煮干し

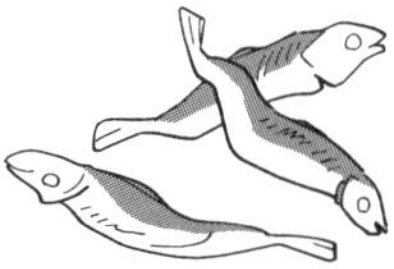

アマランサス

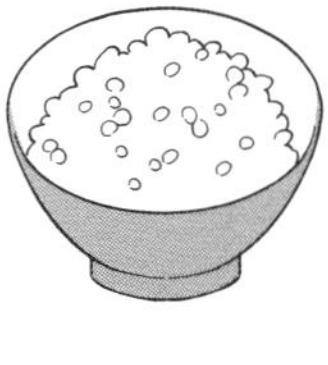

あおさ

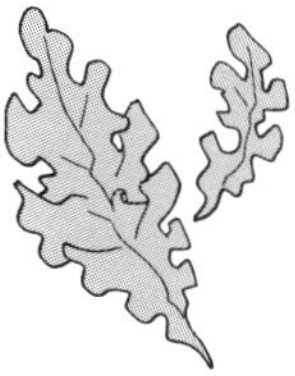

その他、豆類・海藻類・全粒穀物・ナッツ類・野菜・魚・干しシイタケなどからもマグネシウムは摂取できます。中高年の方は骨粗鬆症予防にと積極的に乳製品を多く摂っている方も見かけます。そのような場合、カルシウムとマグネシウムの比率が悪くなる傾向がありますのでマグネシウムもしっかり補いましょう。ミネラルはバランスが大切です。

31

食習慣にプラスして生活も改善

健康的に痩せる生活習慣

健康的に痩せる魔法の7つの食習慣に、これからお伝えする生活習慣をとりいれてもらえれば、ダイエットの成功はもちろん、今までよりもっと元気にパフォーマンスアップできます。特に閉経前後を境に血糖値は高くなりやすく、今まで太りづらかった方でさえも中年太りしやすくなる年齢の方には、ぜひとりいれてほしい習慣です。食事だけでの血糖値のコントロールには限界があり、運動は欠かせません。食事だけで減量しようとすればおのずとエネルギー制限や糖質制限ということになりますが、それらのデメリットはすでにお伝えした通りです。

インド西部には食後に歩く習慣を表す言葉として「Shatapawali（シャタパワリ）」という言葉があります。この言葉は、「シャタ」（100）と「パウル」（歩数）の合成語で、食後に100歩歩くことを意味しています。食後のウォーキングや軽い短時間の運動は、骨格筋が積極的に血糖を取り込むことにより食後高血糖が簡単に抑えられるので、運動嫌いな人にこそとりいれてほしい習慣です。

また良質な睡眠もダイエットにも欠かせません。良質な睡眠には「睡眠ホルモン」と呼ばれるメラトニンがしっかり分泌されることが大切ですが、メラトニンの生成にも栄養素は必要不可欠なのです。また欠食・少食・主食カットの厳格な糖質制限は夜間低血糖の状態になりやすく、良質な睡眠の妨げになります。どんな栄養素が必要かを是非知ってください。また食事だけでは、どうしても栄養素の充足に時間がかかる場合があります。そのためオーソモレキュラーダイエットでは状況に応じてサプリメントを上手に活用することもおすすめしています。

最後には「栄養不足チェック」もありますので、自分の栄養状態をチェックしてみてください。

健康的に痩せる生活習慣

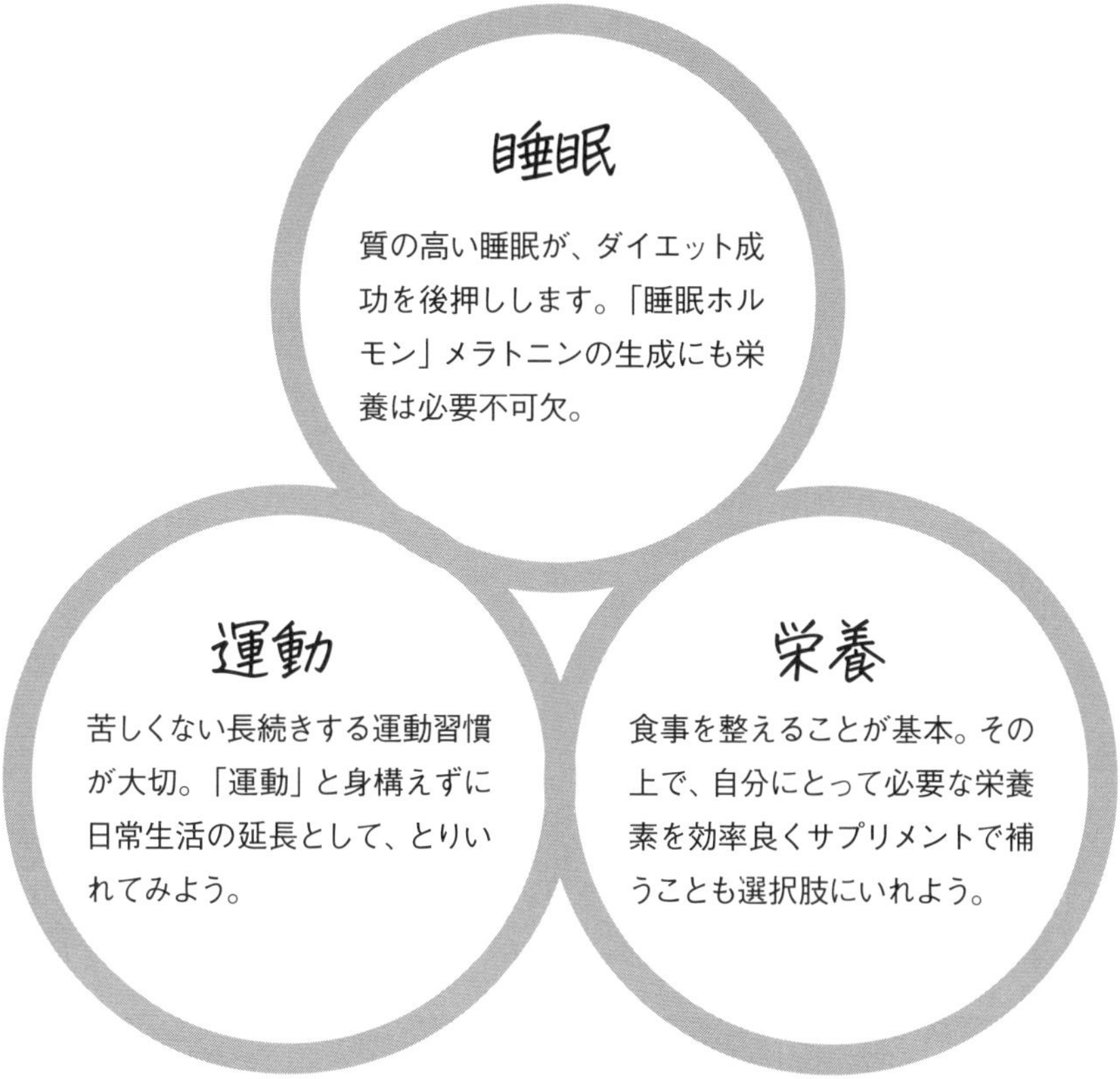
睡眠
質の高い睡眠が、ダイエット成功を後押しします。「睡眠ホルモン」メラトニンの生成にも栄養は必要不可欠。
運動
苦しくない長続きする運動習慣が大切。「運動」と身構えずに日常生活の延長として、とりいれてみよう。
栄養
食事を整えることが基本。その上で、自分にとって必要な栄養素を効率良くサプリメントで補うことも選択肢にいれよう。

＼みんなが実践できる減量と健康の３本柱／

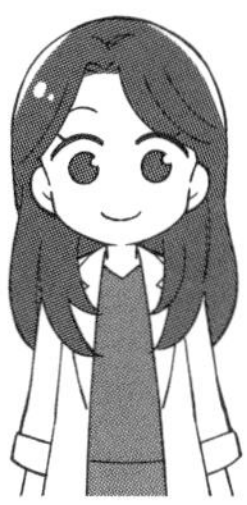

大事だとわかっていても、苦しいことはなかなか長続きしません。毎日バランスがとれた食事を食べられない。ハードなトレーニングを男性はできても、女性にはハードルが高い。そこで、サプリメントを活用したり、女性でもできる食後の散歩からはじめましょう。眠れなかった理由さえがわかれば対処することで、何歳になっても睡眠の質が改善します。個体差に応じて「無理なく続けられる習慣」これがダイエットにも健康にも大切な要素です。

32

食習慣にプラスする健康的に痩せる生活習慣①

良質な睡眠に必要な栄養

質の悪い睡眠は肥満をはじめとする生活習慣病リスクを高め、症状を悪化させることがわかっています。日本人の睡眠時間は世界と比較しても特に短く、とりわけ女性は仕事と家事や子育てとの両立などから慢性的な睡眠不足の方も多いと思います。

　また、シフトワーカーの方や不規則なスケジュールの方は体内リズムが乱れやすく、睡眠の質の低下や体重増加に影響を与える可能性も高くなります。慢性的な睡眠不足は意欲や記憶力の低下、メンタル不調まで引き起こすリスクが高くなります。実は睡眠には栄養が密接に関係しており、栄養状態を整えることで睡眠の質が改善されれば、結果として健康的なダイエットの成功にも寄与します。

　「睡眠ホルモン」とよばれるメラトニンの材料はタンパク質に含まれるアミノ酸のひとつ、トリプトファンです。トリプトファンは卵、豆腐や納豆などの大豆製品や乳製品、かつお節などにも多く含まれます。トリプトファンは「幸せホルモン」と呼ばれるセロトニン、そしてメラトニンへと変化していきます。その際、鉄・葉酸・ナイアシン・ビタミンB6・マグネシウムなどの栄養素は必要不可欠です。女性の眠れない背景には特に鉄不足や鉄欠乏性貧血が関係していることが多くあります。また見落とされがちな栄養素はマグネシウムで、134ページで紹介しているマグネシウム食材をとりいれたり、入浴時にはマグネシウム入浴剤を少し多めに使うことで睡眠の質が良くなり、睡眠障害が改善されることもあります。タンパク質は感情面にも影響を与える脳の神経伝達物質の材料でもあり、「やる気がおきない」「自分に自信がもてない」といったネガティブな感情も睡眠同様、栄養が満たされることでポジティブな思考に変化していきます。

神経伝達物質と栄養

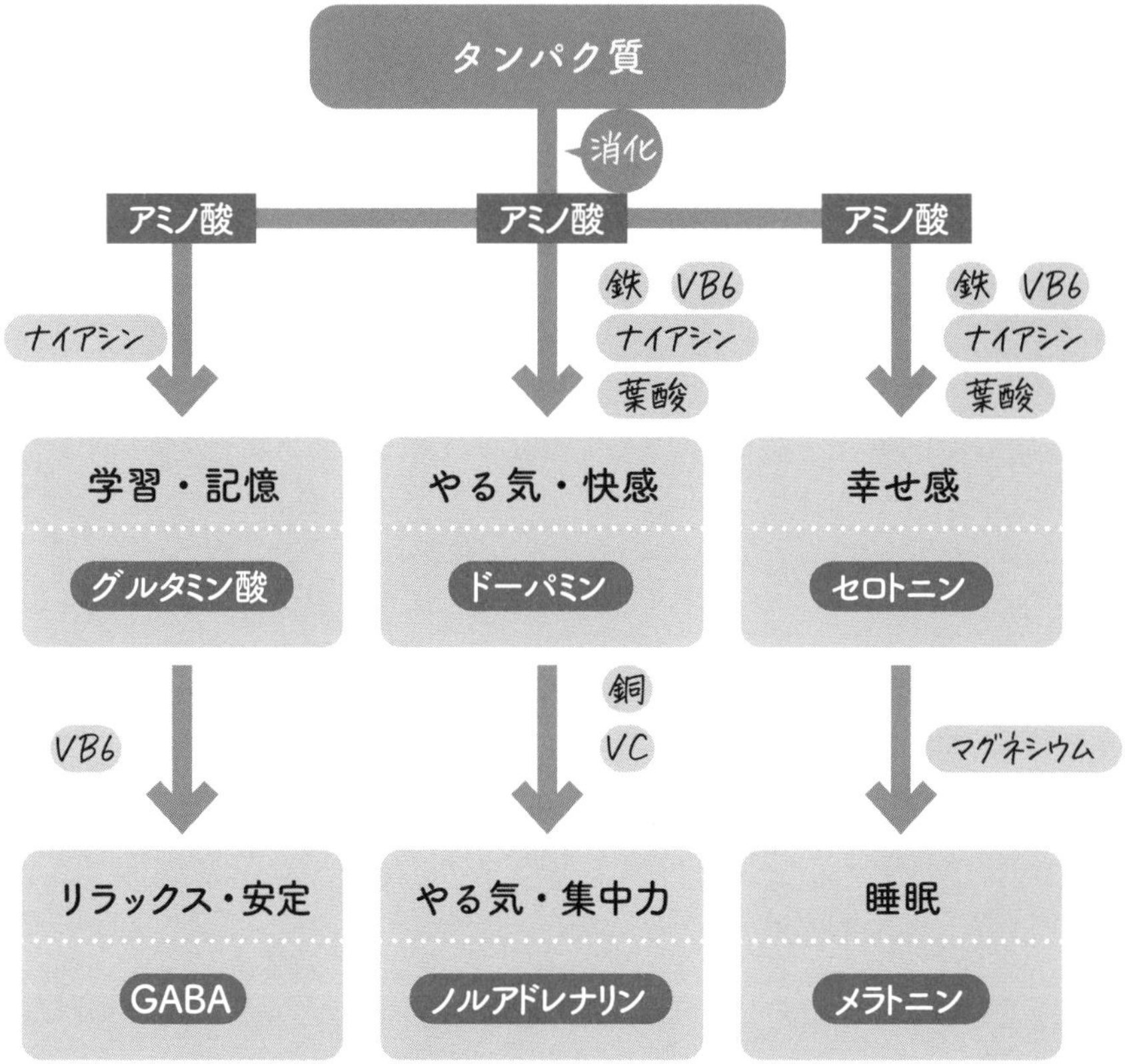

今まで性格だと思い込んでいた自分の思考パターンは、栄養を補うことにより変化していきます。脳の神経伝達物質に関わる栄養素（特にタンパク質・鉄・亜鉛・マグネシウム・ビタミンB群・ビタミンC・ビタミンDなど）の不足や欠乏はネガティブな思考や、攻撃的でイライラ、キレやすいといった言動のもとに。栄養がしっかり整えば、ダイエットにおいて今までやる気が起きない、長続きしないといったことが改善していきます。

33

食習慣にプラスする健康的に痩せる生活習慣 ①

睡眠の質を下げる夜間低血糖

睡眠不足ではインスリンの効きが悪くなり、血糖値が上昇しやすくなります。食欲を制御し、代謝を促進するホルモン「レプチン」は減少し空腹感が増し、逆に食欲を高めるホルモン「グレリン」は睡眠不足で分泌が亢進します。そのため睡眠不足が続くと食欲が抑えきれず、過食になっている人もいます。またそれだけではなく、睡眠不足ではストレスホルモンと呼ばれる「コルチゾール」の分泌が高まり、過剰なコルチゾールは筋肉を分解し、血糖値を上昇させる働きがあるのでダイエットの大敵になります。

またダイエット中の睡眠障害の原因は栄養不足だけではなく、もうひとつ大きな要因があります。それは「夜間低血糖」です。夜間低血糖は自律神経のバランスを乱し、交感神経の過緊張を引き起こし覚醒しやすくなります。特にダイエットのために食べる量を少なくしている方、また夕食に主食をカットしてしまうような糖質制限をしている方は夜間低血糖を起こしやすくなります。夜間低血糖を起こしているサインは、「夜中に何度も目が覚める」「食いしばりや歯ぎしりをしている」「寝汗をかく」などです。これらは交感神経過緊張の状態が寝ている間に起きている可能性がある症状です。

このような症状がある方は、全体的な食事量が少なくなりすぎていないか見直し、夕食には主食の炭水化物を適量食べましょう。また寝る前にボーンブロスやＭＣＴオイル、プチトマト、葛湯などを飲むと低血糖が解消され、睡眠の質が改善されやすくなります。特に慢性疲労タイプの方は、夜間低血糖を起こしやすいので１０３ページの補食も参考にしてください。眠りの妨げに影響を与えている可能性があるものをチェックリストで確認してみましょう。

睡眠不足は食欲増加につながる

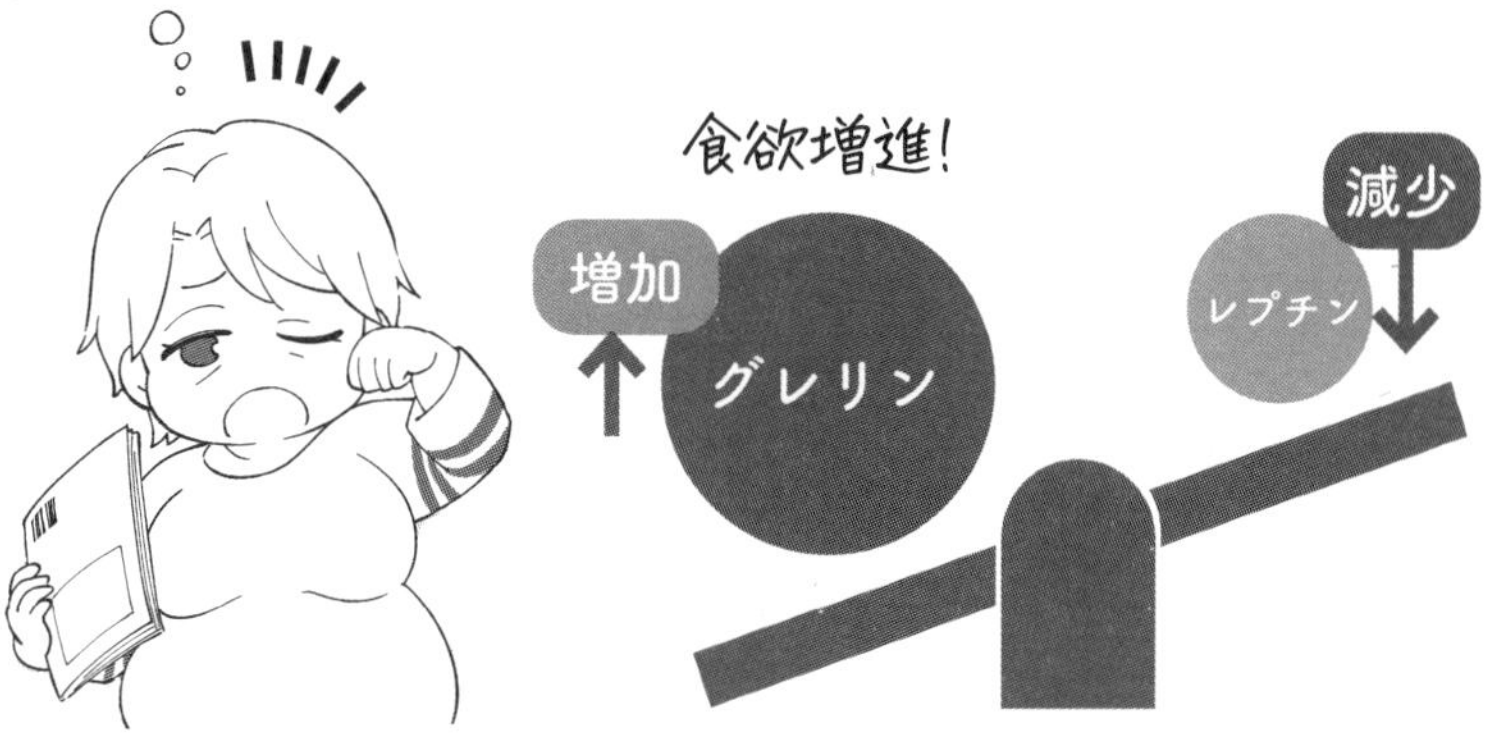

食欲にはホルモンのバランスも関係。睡眠不足があると「レプチン」が減少して「グレリン」が亢進してしまい、食欲の抑制が効かなくなってしまいます。

睡眠の質に影響を与える要因

- □栄養不足［特にタンパク質・鉄・ビタミンB群・マグネシウム］
- □食事量が少ない・主食ぬきの糖質制限（特に夕食時）
- □夕食時に麺類や丼ものなど糖質が多め（夕食後の食後高血糖）
- □アルコール摂取
- □午後からのカフェイン摂取（コーヒー・緑茶など）
- □夜間のパソコンやスマホの使用
- □睡眠時無呼吸症候群
- □運動不足

栄養不足や血糖値の問題は本人も気がついていないことがほとんどです。肥満や顎、鼻づまりなどの問題から呼吸に影響を与え睡眠時無呼吸症候群になっている人も。耳鼻科や歯科の治療により改善が期待できます。

34

食習慣にプラスする健康的に痩せる生活習慣②

食後の運動のメリット

楽して痩せたい、そして運動が嫌いな人にとっては、とにかく運動は避けたい事のひとつかもしれません。しかし食事管理だけでは限界があり、特に食後高血糖タイプの方、基礎代謝低下タイプの方にとっては、食事管理のみのダイエットには限界がある場合があります。また加齢により中高年の方も耐糖能が悪くなる傾向があり、中高年の方のダイエットも基本的には運動は必須で、健康長寿のためにも欠かせません。オーソモレキュラーダイエットにより栄養状態が整うことで、今まで運動をする気にならなかった方も、次第に怠惰な気持ちが薄れ、活動的でやる気がおき、運動を継続することができるようになります。栄養と精神状態は密接に関係しているからです（139ページ）。栄養素不足により「やる気」に関わる神経伝達物質のバランスが悪くなると運動を遠ざける思考パターンになってしまう可能性があります。とはいえ、長時間の運動は大変なものです。そこで皆さんに今回お伝えしたいのが血糖コントロールを目的にした簡単な食後の運動です。長時間のジョキングやハードなトレーニングをしなくても、食後高血糖を起こさないように軽めの短い運動を毎日、食後にとりいれることがポイントです。

食後に骨格筋を動かすことによって、血液中の糖を骨格筋に取り込みます（左図）。食後に高血糖を起こすことで、余剰な糖は脂肪としても蓄えられるので、食後のタイミングに運動をすることで脂肪の蓄積を防ぐことができます。

運動はできなくても、食後はそのまま食器洗いや洗濯、家事の延長として何らかの動きをとりいれましょう。食後の短時間の運動（動き）を小分けに行うことも効果的です。食後の眠気も解消されやすくなります。

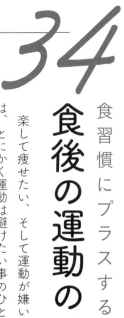

食後の運動のメリット

1 運動の筋収縮によりインスリンに依存しない糖の取り込みがおこる

2 骨格筋でのインスリンの感受性がよくなる

さらに運動を継続していくことで……

3 骨格筋でGLUT-4の増加

4 エネルギー消費量が増加することにより、内臓脂肪などの減少

骨格筋での糖の取り込み

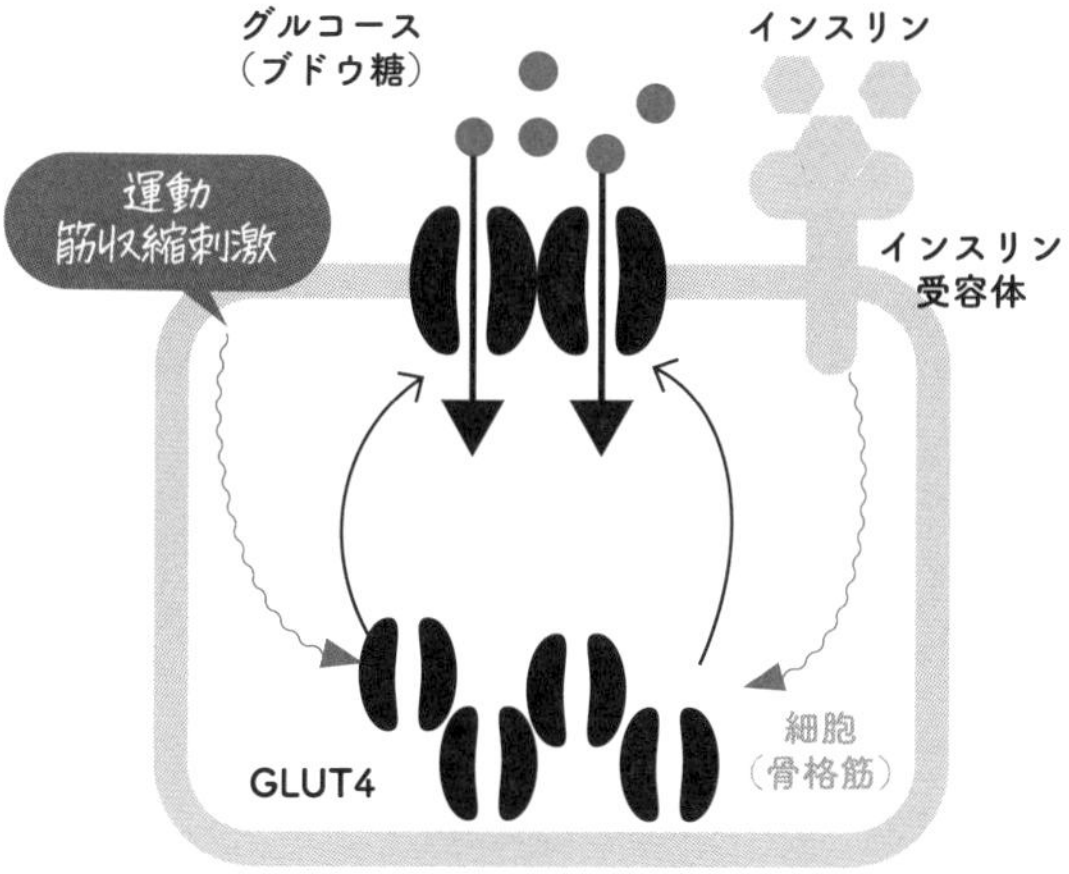

骨格筋にはGLUT-4と呼ばれる糖輸送体が存在しています。糖輸送体とは簡単に言うと血糖を細胞内へ通過させるトンネルの働きをするものです。このトンネルは食事をしていない時は骨格筋細胞の内部にあり、

・食事をして血糖値が上昇した時のインスリンの刺激
・運動・筋収縮の刺激

によりGLUT-4は細胞膜上に移動し骨格筋細胞へ糖を取り込みます。

35

食習慣にプラスする健康的に痩せる生活習慣②

日常生活にとりいれやすい軽い運動

糖尿病の人などは骨格筋による血糖処理能力が低下していますが、糖尿病の人でも骨格筋を動かすとインスリンに依存しない血糖の取り込みが起きます。健康な人にとっても、骨格筋は血糖コントロールにおいて大事な要素であり、太りづらい身体づくりには筋肉量の維持やアップが大きな鍵になります。

基本的に食事をとると、誰でも血糖値は上昇してきます。食事管理をして低糖質な食材を選ぶことで高血糖は抑えやすくなりますが、これにもやはり個体差があります。食事管理だけではなく、食事が済んでひと休みする前に軽い運動をしましょう。食事を食べ始めてからできれば30分くらいを目安にウォーキングや特に下半身を使うような筋トレ、スクワット、屈伸運動などを10～15分程度行ってみましょう。ここでは激しすぎるジョギングや筋トレは必要ありません。むしろ左ページの運動注意点にもあるように低血糖を起こすことがあります。過度な運動は交感神経を刺激し、消化機能を抑制します。

ダイエットをしている方から、「週に2、3度トレーナーさんと一緒に筋トレや有酸素運動をとりいれているのに痩せません」という言葉をよく耳にします。実際に運動で消費するカロリーというのは思っているほど消費していないことと、せっかく運動したのに食事の際に食後高血糖を起こして、燃焼した脂肪があっても、高血糖時にまた脂肪が合成されてしまっている……というサイクルから抜け出せず、ダイエットの効果を体感できないのです。運動時にリブレでモニタリングすると食後の血糖値の変動をおおまかに把握することができます。同じ人でも食べた食事によって血糖値の上昇具合が変わりますので、食べた内容を考慮して運動の時間や強度を自分で考えながら調整してみましょう。

激しすぎない簡単な運動

※運動量はあくまでも目安。個人差があります

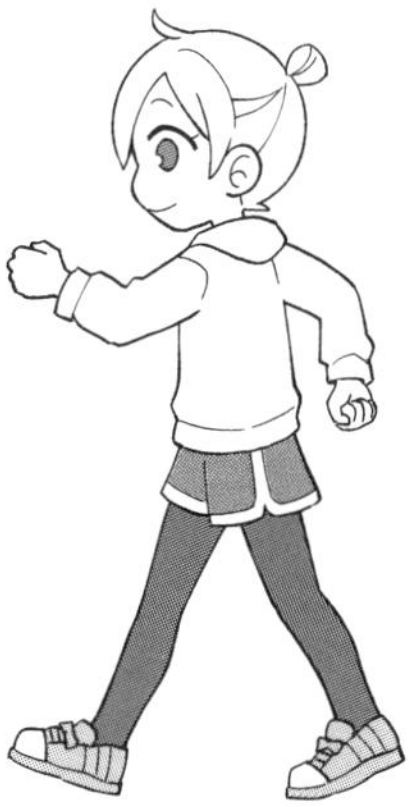

早めもしくは少し坂道のウォーキング×15分

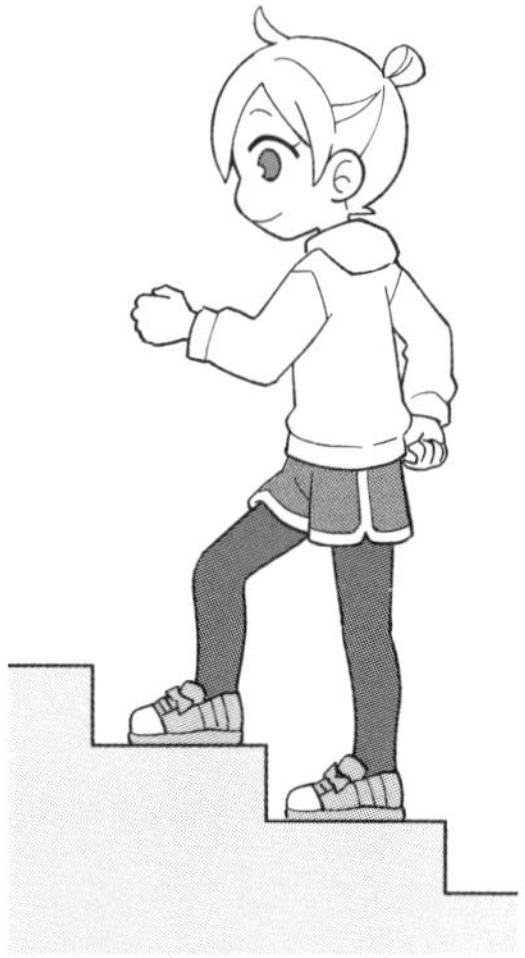

階段の上り下り×10分

1、栄養補給なしの運動はNG

運動のタイミングは食前でも構いませんが、ポイントは食事と運動まで時間が大きくあかないことです。また絶食下の運動は、脂肪燃焼は起きてもエネルギー不足から筋肉の分解が起こりやすくなります。適切な糖質やタンパク質の補給により筋肉量も増加します。運動と栄養補給はセットで取り組みましょう。

2、気をつけたい運動誘発性低血糖

糖質を過剰に摂取した後に運動をやりすぎた場合、糖質を補給したにも関わらず低血糖を起こしてしまうことがあります。これは糖質摂取によりインスリン分泌が高まったことにプラスして、運動の筋収縮によっても骨格筋で糖の取り込みが増加し、一気に糖の取り込みが増強したことにより血糖値が急激に低下します。やりすぎは禁物。

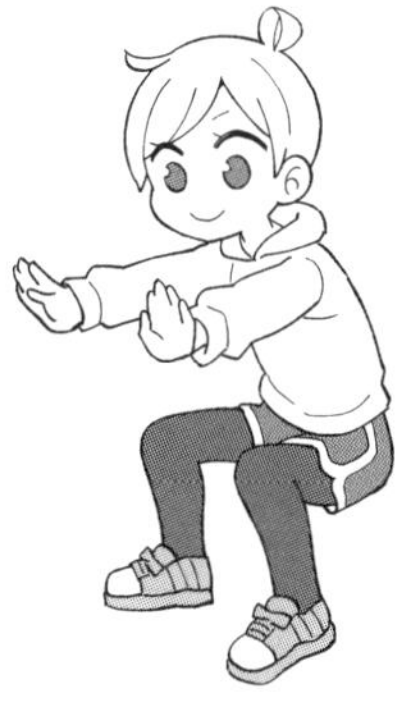

スクワット×10回×3セット

※屈伸がきつい人は浅めでもOK

36

食習慣にプラスする健康的に痩せる生活習慣③

効果的なサプリメント活用方法

オーソモレキュラーダイエットでは、まずは細胞レベルの栄養状態を整え、身体のエネルギー代謝を円滑にし、基礎代謝量を上げ健康的でリバウンドなしの長期的なダイエットの成功を目指しています。そのために消化力が要になり、そこが整うと効率良く栄養素を吸収していくことができます。なにより基本は食事が大切ですが、上手にサプリメントを活用すると不調の改善やダイエット成功までの期間が短縮されます。

従来の栄養学の考え方の基本である欠乏症を補う量と、身体の代謝が円滑でさらに自然治癒力を高め心身ともにパフォーマンスアップを目指す量は異なり、その最適な量も個体差があります。特にわかりやすい例はビタミンCです（左図）。

栄養素の補給時、ある一定以上の量を摂ることでその効果を実感でき、それ以下ではほとんど体感の変化を感じられないということがあります。

ビタミンDも一定以上の量を摂ることで効果を感じやすい栄養素のひとつです。免疫力向上やアレルギー症状の緩和など至適量により効果を体感しやすいでしょう。多くの女性はビタミンDが不足欠乏しているのでサプリメントも活用すると非常に効果的です。とはいえ、私はメガプロテイン・メガビタミン・メガミネラルをすすめているわけではありません。私自身、分子栄養学に出会った頃は、たくさんのサプリメントを摂っていましたが、なかには過剰になっていたもの、かえって体調を崩してしまう原因になってしまったものがありました。最近では自己流にサプリメントを摂っている方も多いのですが、やはり自分に合った適切な量、優先順位、摂取期間、過剰な場合どんなことが起こるのかなども知っておく必要があります。

サプリメントなら効率良く栄養を摂れる

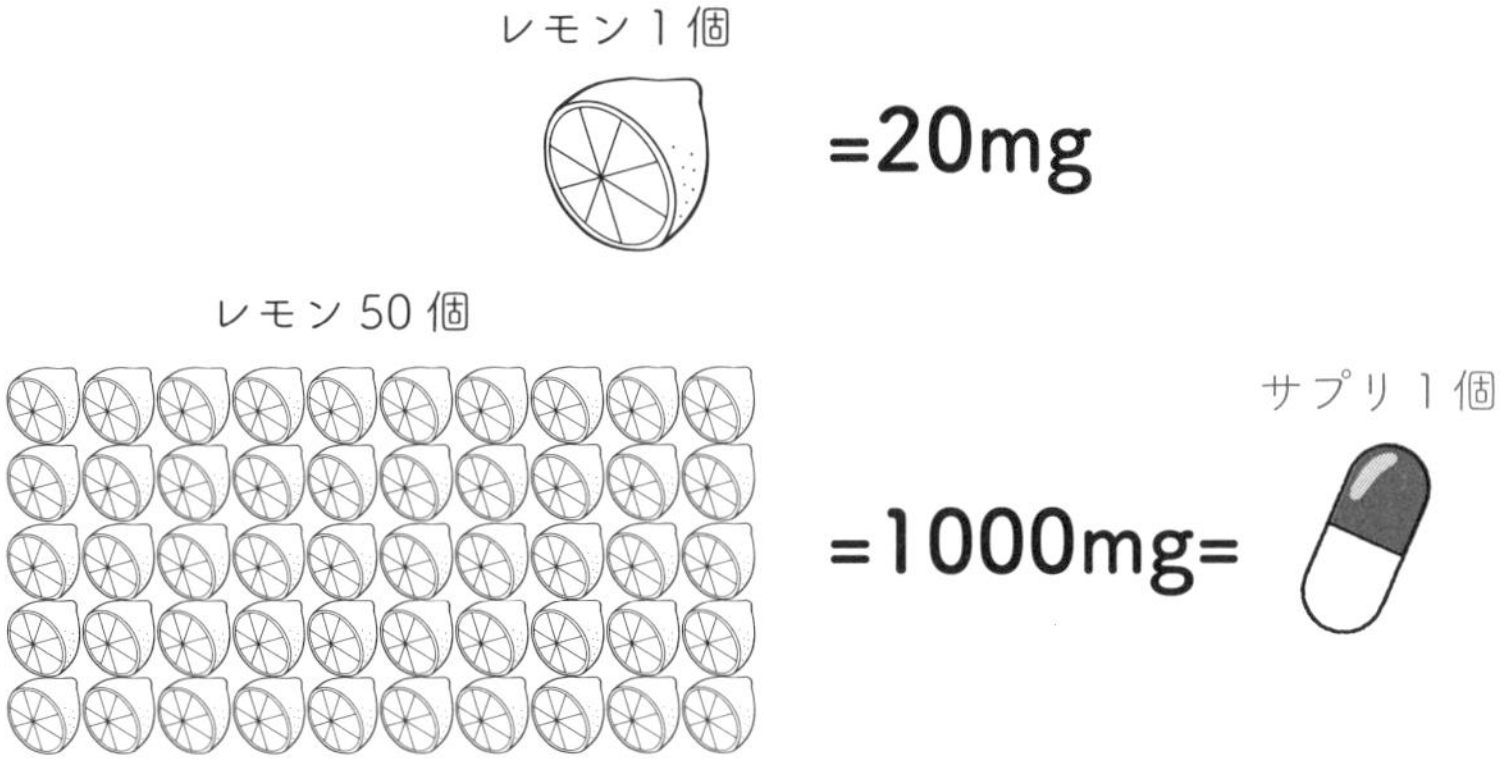

ビタミンCはレモン1個20ｍｇですが、1000ｍｇとろうとすればレモン50個分にもなり、なかなかその人にとって最適な量を摂ることが食事だけでは難しい場合があります。このような場合1カプセルでビタミンC1000ｍｇとれるカプセルは非常に効率的に体調をサポートしてくれる強い味方になります。

＼消化力低下タイプにおすすめサプリメント／

臨床の現場では多くの人に喜ばれるサプリメントがあります。
それは消化酵素サプリメントです。圧倒的に皆さん消化力が弱く、胃腸機能がよくない方が多いので**消化酵素サプリメント**を補うことによって、食欲がわいてきた。肉などのタンパク質を食べられるようになった。揚げ物などの油物もお腹を壊さず食べられるようになった、下痢や便秘が改善された、といった嬉しい声を聞きます。

食事を変えたくてもお腹がすかないので食べられない。というような負のサイクルに陥ってしまっている時に、最適です。酵素と一言でいっても色んな商品があり、実際には消化酵素ではないものもあります。パッケージの裏面に**プロテアーゼ・アミラーゼ・リパーゼなどといったものが記載されているものがタンパク質・炭水化物・脂質の消化をサポートしてくれます。**とはいえ胃に炎症などがあると、人によっては合わない人ももちろんいますので万人に合うわけではないことを覚えておきましょう。

＼食後高血糖タイプにおすすめサプリメント／

特に女性はビタミンD欠乏のリスクに注意！

　ビタミンDは骨や筋肉の健康維持に影響を与えるだけではなく、近年**免疫の調節や良好な血糖コントロールにも有用**なことがわかってきています。

　ビタミンDは魚に多く含まれ食事からも摂取できますが、紫外線に当たることで皮膚でも合成しています。徹底した日焼け対策や室内にいることが多いケースなど特に女性では不足の傾向は顕著です。

また糖尿病や耐糖能異常の人は、ビタミンDレベルが低い傾向が示唆されており、当てはまる方はサプリメントを活用することを検討してみてもいいでしょう。

　ビタミンDの働きはマグネシウムやビタミンKがあるとより効果的です。135ページのマグネシウム食材やビタミンKは納豆に含まれるので合わせて摂取しましょう。その他**良好な血糖コントロールには亜鉛・マグネシウムも必要**です。

＼慢性疲労タイプにおすすめサプリメント／

エネルギー産生に必要な栄養素ビタミンB群

　疲労感が強い場合はさまざまな栄養素が不足しており、補充しておきたい栄養素はたくさんありますが、エネルギーを作り出すのに欠かせないものが特に鉄・ビタミンB群・マグネシウムです。マグネシウムはサプリメントのカプセルタイプで摂ると高容量のため下痢を起こしてしまう人もいます。その場合、**液体タイプ**がおすすめで1回数滴を数回に分けてとりましょう。

　ビタミンB群は水溶性ビタミンのためレバーや豚肉、全粒穀物など日々の食事からの摂取が大切ですが、**疲労時**、**糖質過剰**、**アルコール**、**ストレス**、**感染・発熱時などはとても需要が高まります**。この場合、食事からでは至適量に達しづらくサプリメントを活用すると疲労感も軽減されます。

　水溶性ビタミンは基本的には過剰な分は尿中に排泄されますが、特に葉酸やナイアシン、ビタミンB6は脳の神経伝達物質にも影響を与えるため過不足はメンタル状態にも影響を及ぼすことを覚えておきましょう。

＼鉄欠乏タイプにおすすめサプリメント／

鉄サプリメントは**鉄欠乏のある方にとっては改善を早める**のに役立ちます。病院から出される鉄剤から市販品で自分でも変えるサプリメントまでさまざまですが、鉄は特に他の栄養素のサプリメントよりも摂取時に注意するべきことがありますので、155ページを参考にしてください。**ヘム鉄のサプリメントは吸収がよいので症状が強い方はこのタイプから始めてみる**といいでしょう。また血液検査項目で血清フェリチンというものがあります。これは身体の貯蔵鉄を反映しており、鉄の過不足を判定するのに役立ちます。鉄サプリメント摂取の際、しっかりと吸収されているか、また過剰になっていないかを確認するといいでしょう。

　鉄過剰は自覚症状に乏しく病院の採血ではじめて発覚することもあります。特に高含有量を摂っている方はチェックしてみましょう。またなかには**鉄欠乏の症状があるのに血清フェリチンが高値に出ている人**も。この場合、36ページで紹介した**隠れ脂肪肝**になっていることもあります。

＼基礎代謝低下タイプにおすすめサプリメント／

見落とされがちな亜鉛

　亜鉛はあまり注目されない栄養素ですが、**甲状腺機能・貧血改善にも関与するミネラル**です。臨床の現場ではほとんどの人が多かれ少なかれ不足しています。一般的な採血では血清亜鉛値を測らないことが多く、そのため本人もお医者さんも不足や欠乏に気づかないことがほとんどです。

　さらに**亜鉛はインスリンの合成、貯蔵、分泌および安定性などにも関与し良好な血糖コントロールのためにも不足を解消しておきたいミネラル**です。胃腸機能が弱い方は、ムカムカ、吐き気、腹痛などを訴えることがたまにあります。この場合は基本的には少量から食後に摂って様子を見ましょう。どうしても摂れない場合は、**牡蠣肉エキス**なども試してみてもいいでしょう。

　亜鉛は鉄とのバランスが大切です。一方のみをサプリメントで過剰に摂るともう一方が不足してしまうこともあります。タンパク質がしっかり足りていると効果が出やすくなります。

栄養不足解消がダイエット成功への近道

栄養不足チェック

最後はご自身の栄養がしっかり足りているか「栄養不足チェック」を使って、現在の栄養状態を推測してみましょう。今まで「エネルギー制限ダイエット」「特定の食材を食べて痩せよう」といったような偏った食材を食べ続けるようなダイエット、また加工食品を食べることが多かった方は、特にチェックリストに多く該当するかもしれません。

ダイエットに挑戦し続けてきた歴史が長い方ほど潜在的な栄養不足は深刻な可能性があります。栄養状態を良くして、身体の代謝を円滑にして細胞から元気にダイエットをしよう、というオーソモレキュラーダイエットの考え方は、今まで提唱されてきた数々のダイエットの概念を覆すものになるでしょう。

ダイエットには辛い食事制限はつきもの。不自由で苦しいもの。そんな考えはもうおしまいです。苦しいことは長続きしないばかりか、その反動で過食に陥り、自己嫌悪になってしまう人もいます。

ダイエットをした結果、肌ツヤがなくなり、髪が抜ける量が増え、爪が割れやすくなった。こんな女性の悩みをたくさん聞いてきました。今までは化粧品を変えてみたり、ネイルサロンで爪をお手入れしてもらったりと、隠れた栄養不足のサインに気づいていなかったかもしれません。まさかこんなことまで栄養不足のサインだったの！と驚かれる方も少なくないでしょう。

今回は特にダイエットに関係している栄養素をピックアップして紹介していますが、今回紹介しきれなかった栄養素も不足があるかもしれません。栄養状態が整うと内側から身体が変わり、ダイエットの成功と共に便秘薬や胃腸薬などの薬や、心の不安定さともおさらばです。

女性は男性と違い、ライフステージの中で月経・妊娠・出産・授乳など栄養需要が多い時期があります。また一方で男性ほど食事量をしっかり食べられない方も多いのです。女性のダイエットは男性以上に常に栄養不足と隣り合わせです。すぐに全ての食習慣に取り組めなくても、できることから少しずつ変えて栄養状態を整えていきましょう。

こんな症状があったらビタミンDが不足しているかも

- □花粉症や鼻炎などのアレルギーがある
- □風邪などをひきやすく免疫力が低い
- □気分が落ち込みやすい
- □骨折したことがある

ビタミンDが不足しやすい人

- □室内で過ごすことが多く日光に当たらない
- □日照時間が少ない地域に住んでいる
- □徹底した日焼け対策をしている
- □魚・キノコ類をあまり食べない

こんな症状があったらビタミンB群が不足しているかも

- □疲れやすい
- □口内炎ができやすい
- □皮膚トラブルが多い
- □メンタル不調がある
- □集中力がない
- □感覚過敏がある

ビタミンB群が不足しやすい人

- □ストレスが多い
- □アルコールの多飲・常飲
- □糖質の摂取量が多い
- □腸内環境が悪い

こんな症状があったら亜鉛が不足しているかも

- □血糖コントロールがよくない
- □肌が弱い、皮膚トラブルがある
- □風邪などをひきやすく免疫力が低い
- □傷の治りが遅い
- □味覚障害・偏食
- □貧血症状
- □食欲低下
- □生殖機能低下・なかなか妊娠できない
- □元気がない
- □抜け毛が多い
- □爪の白い斑点がある
- □易興奮（イライラする・怒りっぽい）
- □メンタル不調がある

亜鉛が不足しやすい人

- □アルコールの多飲・常飲
- □加工食品をよく食べる
- □動物性タンパク質をあまり食べない
- □ストレスがある
- □胃腸の状態がよくない

こんな症状があったらマグネシウムが不足しているかも

- □足がつりやすい
- □疲れやすい
- □眠りが悪い
- □頭痛・肩こりがある
- □血圧が高い
- □皮膚がピクピク痙攣する
- □メンタル不調がある

マグネシウムが不足しやすい人

- □加工食品をよく食べる
- □アルコールの多飲・常飲
- □糖尿病の人
- □ストレスが多い
- □激しい運動をしている
- □葉物野菜・海藻類をあまり食べない
- □妊娠中の人

こんな症状があったらタンパク質が不足しているかも

□筋肉がつきづらい（筋肉量が少ない）

□消化力が低い

□ストレスが多い

□つやのない肌・髪

□爪が弱い

□むくみやすい

タンパク質が不足しやすい人

□肉・魚・卵・豆類などタンパク質の摂取が不足している

□少食・欠食などエネルギー制限をしすぎている

□糖質に偏った食事が多い

□ストレスが多い

□胃の状態が悪い
（胃酸抑制剤を服用している人・ピロリ菌感染者）

□成長期・妊娠中・授乳中・手術後

□アルコールの多飲・常飲

□肝機能・腎機能の低下など基礎疾患がある

鉄サプリメントの注意点

1.胃の状態を確認しよう

鉄の吸収には胃酸が必須。ピロリ菌感染・胃酸分泌が少ない人、胃酸抑制剤の服用がある場合は吸収率が下がります。逆にクエン酸・ビタミンCは鉄の吸収効率を高めます。一緒のタイミングで摂ってみましょう。また胃の粘膜が弱い方、胃に炎症がある方は胃痛や吐き気が出ることも。このような症状が出たら量を減らすか、いったん中止することも考えてください。

2.炎症がないかを確認しよう

炎症があると鉄の吸収が妨げられます。また炎症を助長する原因にもなります。感染症・発熱時・外傷その他の炎症、基礎疾患がある方はお医者さんに相談しましょう。一旦中止の場合もあります。

3.腸内環境を確認しよう

鉄は病原バクテリアにとっても必要なミネラル。そのため悪玉菌を増やしてしまう可能性もあります。下痢や便秘などがある方は過剰な鉄がさらに腸内環境を悪化させます。腸活をしたうえで少量から始めてみましょう。

4.タンパク質不足時の過剰な鉄摂取は危険

鉄は身体の中でタンパク質と一緒になって働いています。タンパク質量に見合わない過剰な鉄は身体にとって有害になります。

5.水銀などの重金属の蓄積がないか確認しよう

重金属が体内で鉄の働きを邪魔していることがあります。なかなか症状が改善しない時は重金属蓄積も疑ってみましょう。ひと昔前の歯科治療でアマルガムという水銀を含む材料が使われていたことがあります。大昔に虫歯の治療をした人はチェックしてみましょう。

6.高容量の摂取は危険

特に海外の鉄のサプリメントは1カプセル当たりの鉄含有量が多すぎることがあります。初めから高容量のものは不調を招く原因にもなります。少量からはじめましょう。黒い便がでていたら吸収されず鉄の摂取が過剰になっている可能性もあります。自己流で高容量を摂ることは危険です。

おわりに

最後まで本書をお読みいただきありがとうございます。

自分のことを知り、健康的にダイエットを成功させる一助になったでしょうか。

私たちが住むこの世界は「原因」と「結果」の世界です。長年の不摂生の食習慣や生活習慣が病気のタネになり、時間をかけて病気として発症します。またダイエットにおいても同じようにダイエットをしたのにまたリバウンドしてしまった。便秘や疲労など体調不良が起きた。などという結果には必ず原因があります。

なぜダイエットに失敗してしまったのか。という原因を探ることなしに、次の方法を試してみてもうまくいく可能性は低いでしょう。

大切なことは、「原因」を見つけること。それは「自分のことをよく知ること」でもあります。

私は今、日本の将来をとても危惧しています。中高生から欠食やファスティング（断食）、厳格な糖質制限といったダイエットを行い、体調を崩し月経が止まってしまったり、学校へ通えなくなって心療内科に通っている方もいます。彼女たちの多くは糖質や脂質の摂取を異常に怖がり、食べないことが健康だと勘違いをしているのです。

原因があれば結果がありますが、極端なダイエットを行った結果は時を経て、その代償を将来の自分に思いのほか背負わせることにもなり、妊娠しづらい、不調に悩まされるなどという結果につながることになりかねません。

そのため現代人の不調の一因である栄養不足を解消するには、栄養が充足し心身ともに健康になれるダイエット法を世の中の人達に伝えなくては。という考えに行き着きました。

現代人は食べすぎ。とよく耳にしますが、暴飲暴食により中高年男性が肥満や生活習慣病になっている人もいる一方で、特に女性は食べなさすぎ、それゆえ基礎代謝が低下し、太りやすく痩せない人達が多いことも知ってほしいのです。肝心の真剣にダイエットに取り組まなければいけない食べすぎている人や、肥満の人は驚くべきことにダイエットに関心がないケースもよくあります。

どんなダイエット法で自分は痩せるのか。を考える前にどんなダイエット法や食事法が自分には合わないのか。を先に知っておく必要があります。この「個体差」の概念を身に付け、自分に合わないものを回避することにより少なくとも将来の健康を損なう芽を摘むことができます。

短期間で痩せたけれども、不調が増えているようではあなたに合ったダイエット法とはいえません。また大きな不調は感じなくても、日々のちょっとした違和感などを当たり前なこととして、放っておかないでください。

食育は親から子へ伝えられる最高の贈り物　愛情は口から

実際の臨床の現場で、食事改善のアドバイスをする時は、食への関心がない方へのアドバイスに非常に骨を折ることがあります。食に無関心な方の多くに共通することが、その方の親御さんもまた無関心で、単に食事はお腹を満たすもの。という考えをもっているケースです。一方で子どもの頃に「食の大切さ」を身に着けている方の食事改善は非常に早く、ほんの少しのアドバイスだけで結果が出るのも早いのです。

最近ではダイエットや健康のため、また手軽な栄養補給として朝食はＭＣＴオイルを垂らしたプロテインドリンク、またはスムージーだけ。こんな方をよく目にします。もしその方に子どもがいたとしたら、子どももまた朝食とはそんなもの。自分の親も朝食は食べていなかった。という記憶になってしまいます。おそらくその子も朝食を疎かにする食習慣が身についてしまうことでしょう。

食事は単に栄養を補うものだけではなく、心も養う大切な家庭団欒の場でもあります。

「食べることは生きること、食の大切さ、食を楽しむこと、食への感謝」を子どものうちに伝えることは親が子どもにできる最高の贈り物になるでしょう。

「人が習慣を作り、習慣は人を作ります。」とはイギリスの詩人ジョン・ドライデンの言葉です。「健康的に痩せる魔法の7つの食習慣」に取り組んでいただければ、少しずつ栄養不足が解消され、体内リズムが整い、一つひとつの細胞が元気になっていきます。自然と基礎代謝も上がり、食べても太らない身体、そしてあなたにとって心身ともに健康でいられる適正な体重へ変化していくことでしょう。

オーソモレキュラーダイエットは短期間の大幅な減量は目指していません。長期的な目線でリバウンドすることなく、心も身体も健やかで、食事を楽しむことを目指しています。過度なダイエット願望がある方も、栄養状態が整うことで、自己肯定感が高まり減量に固執することもなくなります。

これこそが魔法のように幸せになる食習慣です。

この本が少しでも皆さんの長年のダイエットの悩みを解消する手助けになれば幸いです。

あんどう口腔クリニック院長
安藤 麻希子

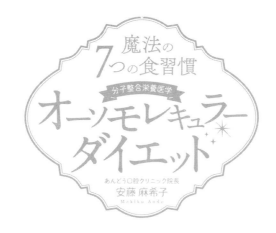

魔法の7つの食習慣

分子整合栄養医学

オーソモレキュラーダイエット

あんどう口腔クリニック院長
安藤 麻希子
Makiko Ando

2023年2月17日　第1刷発行
2024年2月26日　第2刷発行

著　者　安藤麻希子

漫画／イラスト　上田いと

料理監修　料理研究家 岩本綾子

協力　管理栄養士 鈴木美智子

ブックデザイン　神永愛子（primary inc.,）

発行人　永田和泉

発行所　株式会社イースト・プレス
〒101-0051
東京都千代田区神田神保町2-4-7久月神田ビル
Tel.03-5213-4700／Fax.03-5213-4701
https://www.eastpress.co.jp

印刷所　中央精版印刷株式会社

ISBN 978-4-7816-2168-5

安藤麻希子先生の活動（lit.link）